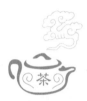

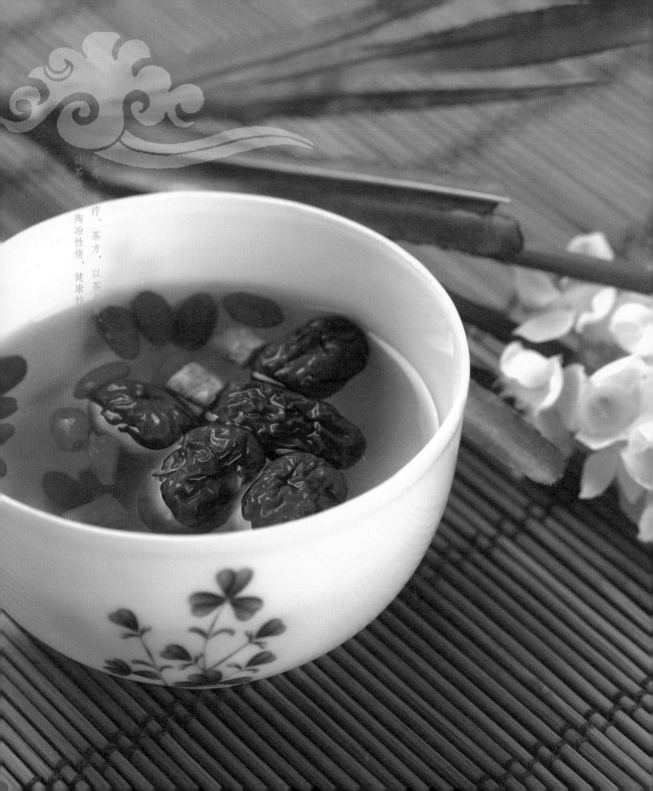

保健茶饮，对症茶疗实用指南

翁良 编著

# 养生祛病

# 一杯茶

天津出版传媒集团

天津科学技术出版社

图书在版编目（CIP）数据

养生祛病一杯茶 / 翁良编著 . —天津：天津科学技术出版社 , 2013.11（2023.12 重印）

ISBN 978-7-5308-8474-4

Ⅰ .①养… Ⅱ .①翁… Ⅲ .①茶叶—食物养生 ②保健—茶谱 Ⅳ .① R247.1 ② TS272.5

中国版本图书馆 CIP 数据核字（2013）第 266959 号

养生祛病一杯茶
YANGSHENG QUBING YIBEICHA
策划编辑：杨　謤
责任编辑：孟祥刚
责任印制：兰　毅
出　　版：天津出版传媒集团
　　　　　天津科学技术出版社
地　　址：天津市西康路 35 号
邮　　编：300051
电　　话：（022）23332490
网　　址：www.tjkjcbs.com.cn
发　　行：新华书店经销
印　　刷：三河市燕春印务有限公司

开本 889×1 194　1/24　印张 5　字数 62 000
2023 年 12 月第 1 版第 3 次印刷
定价：48.00 元

前言

从神农尝百草到"茶圣"陆羽完成世界上第一部《茶经》至今，茶香在中国已飘扬了五千余年，"茶"作为我国"国饮"也是名正言顺、不言而喻的。喝茶不仅仅是为了止渴，更可以养生健体、怡情悦志，它作为一种清静的休闲生活方式，正如一股涓涓细流滋润着人们浮躁的心灵，平和着人们烦躁的情绪，让心境回复清净平和状态，这也是中国茶风靡世界的缘由。

如今，茶已经成为全世界人民喜爱的饮料之一。究其原因，不仅在于它独特的口味，更在于它具有滋养身心、防病祛病等保健作用。据测定，茶叶中含有胶质、粗纤维、叶绿素、维生素、鞣质、黄酮类及生物碱。因此，茶除了众所周知的提神、解乏、利尿、明目等功能外，还有增强记忆力，抗菌消炎，止喘祛痰，调节甲状腺功能，预防心血管病、糖尿病和放射性物质损害的作用。有学者发现：茶叶可减少过氧化物的产生，有助于肉类的保鲜，有的茶还有抗癌作用。

既然喝茶有如此多的妙处，那么到底该怎样做才能喝到适合自己的茶饮呢？在寻找茶饮的过程中需要注意哪些问题？如果患有某种疾病还可以喝茶吗……《养生祛病一杯茶》将会为上述问题提供详尽的解答。

本书以喝茶养生作为总领全书的主线，从介绍茶的功效出发，依次从茶性、季节、不同人群、美容护肤、防病祛病等方面对科学喝茶的诸多事宜进行解说。

具体而言，虽然喝茶可以养生是我们很多人都熟知的观点，但具体如何使茶保健的效果最大化，却是人们常忽视的问题。对此，向读者告知科学喝茶的要点便成了本书所要解决的首要问题。本书的第一章就从茶叶的功效出发，以喝茶养生过程中所要注意的"两养""三知""四因""五应""六忌"为切入点，逐步渗入茶的世界，并落脚于茶与养生保健的关系之上。

了解了茶与养生保健的关系之后，我们便可以踏上喝茶养生之旅了。不过，

1

若要保证这一旅程一路畅通，我们还需要做到知己知彼。所以，下一步的工作就是要了解茶性。只有熟谙茶性的人才能更好地鉴茶、泡茶和品茶。当然，仅仅了解这些仍然是不够的。我们若要真正实现以茶养生，还要知道如何科学饮用适合自己的茶。要知道，对于茶饮的选择不是随心所欲的，如果做出的选择并不符合饮茶原则或是自己的身体情况，喝茶养生就成了一句空话，甚至会适得其反。出于这方面考虑，我们根据四季的天气变化不同，为大家介绍了"春、夏、秋、冬"二十四节气的茶饮，让大家一年四季都能喝上不同的养生保健茶，同时根据现代社会人们对茶饮的不同需求，分别介绍了美容养颜的花草茶、不同职业人群的养生保健茶和日常常见疾病的茶饮疗方，让大家喝得健康无负担。

在上述所有内容的编著过程中，我们要特别感谢"徐州泰和茶馆"和"彭城书院"在本书图片拍摄过程中给予的大力支持。他们的付出与努力，使得本书在内容方面更加精彩和丰满。

正如古人所说："诸药为各病之药，茶为万病之药。"茶可以预防和治疗多种疾病，而各种药物只能治疗对应的疾病。所以，若想强身健体、防病祛病、延年益寿不妨去选择一款适合自己的茶品吧。

## 第一章
# 想养生，喝杯茶吧

第二章

## 了解茶性，看茶喝茶

### 第三章
# 四季茶饮，天人合一保健康

第四章
## 美容保健、防病祛病茶饮轻松泡

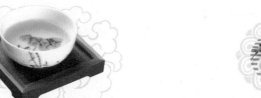

# 想养生，喝杯茶吧

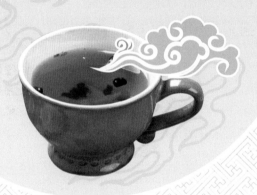

# 第一节　茶与保健养生

从神农尝百草开始，我们的祖先就已经知晓并利用茶的保健治病功效了。世界卫生组织调查了许多国家的饮料优劣情况，最终结果为：茶是中老年人的最佳饮料。其实，除了中老年人，茶对各类人群的作用都极为显著。科学研究证实，茶叶中含有多种人体所必需的成分，例如蛋白质、脂肪、多种维生素等，它们都为人体的健康做出重要贡献。

## 茶富含多种营养元素

茶叶中富含 500 余种人体所必需的营养成分，主要有咖啡碱、茶碱、可可碱、胆碱等生物碱，黄酮类、儿茶素、花青素等酚类衍生物质，还有多种维生素、氨基酸和矿物质。其中具有营养价值的包括维生素、蛋白质、氨基酸、类脂类、糖类及矿物质元素等；具有保健和药效作用的包括茶多酚、咖啡碱、脂多糖等。这些成分共同作用，对人体防病治病保健等方面有着重要意义，无怪乎现代人都说"宁可一日无食，不可一日无茶"。

### 1. 茶中含有人体需要的多种维生素

茶叶中的维生素，根据其溶解性可分成水溶性维生素和脂溶性维生素。水溶性维生素包括 B 族维生素和维生素 C，它们能够通过喝茶就被人体直接吸收和利用。B 族维生素可以去除疲劳、提神、安神、活血和防癌等；维生素 C 亦称抗坏血酸，可以增强人体免疫力。因此，喝茶是补充水溶性维生素很有效的方法，常喝茶可补充人体需要的多种维生素。

### 2. 茶中含有人体需要的矿物质元素

茶叶中含的人体所需的大量元素，包括磷、钙、钾、钠、镁、硫等；还有许多微量元素，例如铁、锰、锌、硒、铜、氟和碘等，这些元素都对人体的生理机能有着重要的作用。因此，常饮用茶是获取这些矿物质的重要途径之一。

### 3. 茶中含有人体需要的蛋白质

蛋白质是生命的物质基础，人的生长、发育、运动、生殖等一切活动都离不开蛋白质，可以说，没有蛋白质就没有生命。因此，它是与生命及各种形式的生命活动紧密联系在一起的物质。而茶叶中蛋白质的含量占茶叶干物量的 20% ~ 30%，其中水溶性蛋白质是形成茶汤滋味的主要成分之一。因此，常喝茶的人往往可以及时补充所需的蛋白质。

### 4. 茶中含有人体需要的氨基酸

茶叶中的氨基酸种类丰富，此外，还有婴儿成长发育必需的组氨酸。虽然这些氨基酸在茶叶中含量并不高，却可作为人体每天需求量缺乏的补充剂。

茶叶中含有氨基酸约 28 种，其中人体必需的就含有 8 种，它们是异亮氨酸、亮氨酸、赖氨酸、苯丙氨酸、苏氨酸、缬氨酸、色氨酸和蛋氨酸。

### 5. 茶中含有人体需要的糖类

糖类是自然界中广泛分布的一类重要的有机化合物，也是人体能量的主要来源。茶叶中的糖类有单糖、淀粉、果胶、多聚糖等。由于茶叶中的糖类多是不溶于水的，茶的热量并不高，属于低热量饮料。因此，茶叶中的糖类对于人体生理活性的保持和增强具有显著功效。

除以上几种营养元素，茶叶中还包含多种对人体有益的物质。因此，常喝茶不仅可以带给我们凝神静心的作用，还可以及时给我们补充各类营养元素，对身体极其有益。

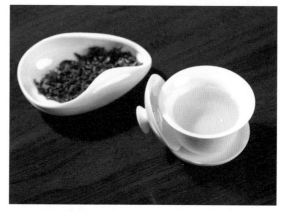

茶富含多种营养元素

# 茶具有抗衰老功效

《神农食经》曾记载"久服令人有力悦志"，《杂录》也曾记载"苦茶轻身换骨"。中国的古人通过观察和实践知晓茶叶有益于人体健康这一功效。随着人们对茶的认识不断加深，其抗衰老作用也被人们广泛认识。

那么，喝茶是如何抗衰老的呢？这要从自由基开始说起。自由基是具有不对称电子的原子或分子基团，如氢自由基、超氧离子自由基、羟自由基、过氧化羟自由基、有机自由基等。这是一些极为活跃，反应能力极强的微粒，除了通过食品、药物在体内产生外，辐射、高温或环境异常因素也能诱发自由基的形成。人的生长代谢固然受遗传因素的支配，但同时还受到内外一些物质的影响。于是，这些物质在人体内便产生了自由基。

自由基对人体造成的危害是巨大的。它能引发脱氧核糖核酸（DNA）破坏，从而促使智力衰退、肌肉萎缩，产生早衰现象；也会对人体内的蛋白质氧化破坏，并能氧化体内的不饱和脂肪酸，使脂肪变质，造成细胞膜、线粒体膜、溶酶膜硬化，产生动脉硬化。由此看来，自由基是加速人体衰老的罪魁祸首。

即便如此，自由基却并不可怕。它危害人体，而人体也有清除和防御的本能。人体能产生机体酶在水解反应中清除自由基，人的饮食中也往往吸入抗氧化剂，缓解自由基危害，所以通常口服一些非酶性的维生素 C 和维生素 E 对人体都很有好处，

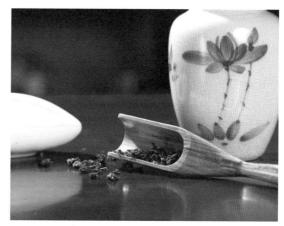

茶具有抗衰老功效

而茶叶中就含有这些营养成分。

茶叶中除了含有较高含量的维生素 C 和维生素 E，还包含对人体有益的儿茶素类化合物。儿茶素类化合物具有较强的抗氧化性，可以起到很好的抗衰老、延年益寿的效果。此外，茶叶中含有的茶多酚也具有很强的抗氧化性和生理活性，它是人体自由基的清除剂，能有效阻断脂质过氧化反应，清除活性酶，抗衰老效果要比维生素 E 强 18 倍。

现今生活中，饮茶不仅是改善饮食结构的一项内容，而且具有很强的抗氧化活性作用，对延缓衰老的作用已经被越来越多人认可。

## 科学饮茶改善记忆力

记忆力减退已经不仅仅是老年人才有的表现，现如今生活压力过大，许多年轻人也常常伴有这类状况发生。英国纽卡斯尔大学的研究人员在对阿尔茨海默症的患者进行研究的时候，发现了经常饮茶有助于改善人们的记忆。

阿尔茨海默症也就是俗称的"老年痴呆症"，它是一种进行性发展的致死性神经退化性疾病，临床表现为认知和记忆功能不断恶化，日常生活能力进行性减退，并有各种精神疾病症状和行为障碍。

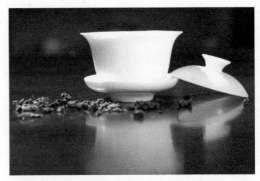

科学饮茶改善记忆力

阿尔茨海默症的一大特点就是乙酰胆碱水平下降，而纽卡斯尔大学药用植物研究中心的研究人员对绿茶和红茶进行了一系列实验，实验结果表明，绿茶和红茶都能抑制与阿尔茨海默症发生相关的酶的活性，使乙酰胆碱保持在一个合理的水平。

由此看来，茶叶的另一个显著功效就是改善人们的记忆力。因而，我们可以在闲暇时候品一杯香茗，不仅舒缓紧张疲惫的神经，还可以提高记忆力。面对现代社会的高效率、快节奏，上班族的午餐常常吃得不合理或者过于匆忙。一顿营养均衡的下午茶不仅能赶走瞌睡虫，还有助于恢复体力和记忆力。喝下午茶和单纯的吃零食是不同的。零食的热量会储存到体内，而下午茶同其他正餐一样，相当一部分热量用来供机体消耗，它可以帮助人们保持精力直到黄昏，进而使晚餐比较清淡，养成良好的饮食习惯。

营养学家告诉我们，茶叶中生津润甜的滋味来自于其中特有的游离氨基酸，经研究发现，茶氨酸可以提高脑内多巴胺的生理活性，因此它能使人精神愉悦，同时会增强记忆，提高学习能力。因此，有喝下午茶习惯的人在记忆力和应变力上，比其他人的平均分值高出 15% ~ 20%。我们完全可以用喝茶取代那些毫无营养的零食，这对我们的身体也是极其有益的。

## 饮茶可强身健体

茶叶中除了含有人体所需要的营养物质，还包含对某些疾病具有特殊疗效的物质。人们每天对茶的摄入量虽然很少，但经常补充这些物质，对人体确实能起到营养保健、强身健体的作用，所以称茶叶为天然保健饮料是名副其实的。

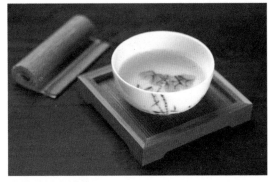

饮茶可强身健体

### 1. 饮茶可以增强人体的免疫力

免疫力是人体自身的防御机制，是人体识别和消灭外来侵入的任何异物（例如细菌、病毒等），处理衰老、损伤、死亡、变性的自身细胞以及识别和处理体内突变细胞和病毒感染细胞的能力。个人的免疫力固然跟自己本身的体质有关，但是通过适当的科学方法也可以增强自己的免疫力。茶叶中含有较高含量的维生素 C，可以有效提高免疫力。同时，也有研究认为茶里含有的氨基酸也能增强身体的抵抗力。总之，饮茶是一种既便捷又健康有效的方式，对于身体免疫力的增强有着明显的效果。

### 2. 饮茶可以避免骨质疏松

红茶类品性温和、香味醇厚，有助于强健骨骼。茶叶中含有丰富的黄酮类物质，可减少人们患骨质疏松症的危险。

可见，如果我们想要增强体质、强身健体，多饮茶确实是一条可行的途径。

## 饮茶可消脂减肥

我国古时的许多文献中都提到茶可以去肥腻，《本草图解》《食物本草》《饭有十二合说》等，也就是现代人所说的减肥功效。例如唐代《本草拾遗》中记载着茶的功效为"久食令人瘦，去人脂"。也就是经常饮茶可以去腻减肥，使人变瘦的意思。

专家表明，茶叶中的咖啡碱和黄烷醇类化合物可以增强消化道蠕动，有助于食物的消化；茶汤中的胆碱和叶酸等物质也具有调节脂肪代谢的功能，增强分解脂肪的能力；茶叶中的类黄酮、芳香物质、生物碱等成分能够降低胆固醇、三酰甘油的含量和降低血脂浓度，具有很强的解脂作用；茶叶在助消化的同时，还可以保护胃黏膜防止因胃溃疡而引起的出血，对肠胃有很好的保护作用。由此看来，在各种物质共同作用下，茶的确有着帮助消化，并提高人体对脂肪的分解能力，自然达到了减肥的功效。

大家既然知道了常喝茶可以达到消脂减肥的目的，那么下面就简单介绍一些各类茶的具体功效：

### 1. 红茶

如果人们想减轻体重，最好喝热的红茶。不加糖、不加奶精，或只加代糖，而且最好不要饭后马上喝，最好隔 1 小时以后再喝。

### 2. 绿茶

绿茶中含有丰富的维生素 C、维生素 E、氨基酸、食物纤维等，有助于胆固醇降低，也可帮助

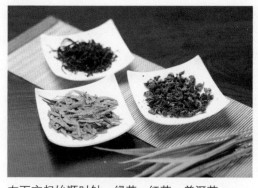

左下方起始顺时针：绿茶、红茶、普洱茶

消化。

### 3. 乌龙茶

乌龙茶中含有丰富的氨基酸及纤维素，除降低胆固醇、利尿之外，更有助脂肪分解，促进新陈代谢。

据国内外医学界的一些研究资料显示，相比于其他茶类，常喝乌龙茶、普洱茶、砖茶、沱茶等紧压茶，更有利于降脂减肥。这些茶对各个年龄段的人都有不同程度的减重效果，尤其对 40 ~ 50 岁的人效果更加明显。临床实验结果表明，70% 以上的人群显著地降低了人体中三酰甘油的含量。

乌龙茶等紧压茶中含有丰富的咖啡碱、茶碱、可可碱、挥发油、维生素 C、槲皮素、鞣质等物质，具有明显的分解脂肪的作用。我国西北地区的少数民族主食牛羊肉和奶酪等高脂肪食品而不发胖，其原因之一，与经常饮用砖茶有关。

虽然茶叶中含有的某些物质可以达到消脂的作用，但茶叶并没有直接"减肥"的功效，人们在购买茶叶时，千万不要被不正当的宣传误导。现在越来越多的人都想以最直接的方式减肥，殊不知，肥胖与一个人的日常饮食和运动量都有关。因此，人们不仅需要合理科学饮食，还应该积极锻炼身体，再配以茶类作为辅助，相信一定会达到减肥的效果。

## 饮茶可防辐射

现今社会发展较快，手机、电脑、电视等强辐射的电器越来越多，人们整日生活在其中，虽然得到它们带来的精神上的享受，同时也深受它们的辐射之害。那么，我们如何能在这样的环境下减少辐射的危害呢？研究发现，有喝茶习惯的人，受辐射损伤较轻，血液病发病率也较低，由辐射所引起的死亡率也较低。

茶中含有的茶多酚具有很强的抗氧化性和生理活性，是人体自由基的清除剂，可以阻断亚硝酸胺等多种致癌物质在体内合成，对肿瘤患者在放射治疗过程中引起的轻度放射病，治疗有效率可达 90% 以上；除了茶多酚，茶叶中含有脂多糖，人体摄入脂多糖后，会产生非特异性免疫能力，不仅能保护人体的造血功能，还能提高机体的抵抗力，并能减轻辐射对人体的危害；而茶中含有的氨基酸等物质也可以在某种程度上抵抗放射性伤害。

除此之外，茶还可以减轻由于吸烟所引起的辐射污染。据美国马萨诸塞大学医疗中心的约瑟夫·迪法兰赞博士估计，每天吸 30 支烟的人，他的肺部在一年内得到香烟中放射性物质的辐射量相当于他的皮肤在胸腔 X 光机上透视了

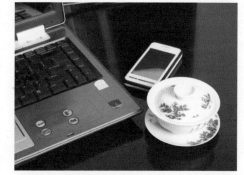

饮茶可防辐射

大约300次。而饮茶能有效地阻止放射性物质侵入骨髓。用茶叶片剂治疗由于放射引起的轻度辐射病的临床试验表明，其总有效率可达90%。因此，那些平时在高放射性环境工作的人可以多喝茶来抵抗辐射，减轻对身体的伤害。

下面介绍的这两类茶都在防辐射上有着显著的效果，以供大家参考：

### 1. 绿茶

在各种茶类中，绿茶的防辐射效果是最佳的。因为它不用经过发酵就进行杀青工序，所以其中含有的维生素C和茶多酚要比其他茶类多许多，能有效阻断人体内亚硝胺的形成，其对抗辐射、抑菌的疗效自然比其他茶类要明显。

### 2. 菊花茶

花茶一般都以绿茶和鲜花窨制而成，因此也具有与绿茶同等的功效。以菊花茶为例，它是由白菊花和上等绿茶焙制而成，茶中的白菊花具有去毒的作用，对体内积存的暑气、有害的化学和放射性物质，都有抵抗、排出的疗效。因此，它是每天接触电子污染的办公一族必备的一种茶。

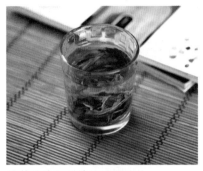

绿茶的防辐射效果是最佳的

这两种茶在我们生活中可以轻易地买到，除此之外还有很多。人们经常在各种辐射的环境中生活，不妨经常饮茶，可以达到减轻辐射危害的效果。

## 饮茶可提神解乏

"白天睡不醒，晚上睡不着"，这是现如今许多人常有的现象。与其在工作时昏昏欲睡，影响工作质量，不如及时泡一杯茶水，既可以提神醒脑，又可以解除疲劳。

茶叶具有提神解乏的作用，其主要原因是茶叶中含有2%~5%的咖啡碱、茶叶碱和可可碱等物质。这些生物碱能刺激肾脏，促使尿液迅速排出体外，提高肾脏的滤出率，缩短有害物质在肾脏中的滞留时间，还可以刺激衰退的大脑中枢神经，促使它由迟缓变为兴奋，集中思考力，从而起到提神益思、潜心静气的效果。咖啡碱还可排除尿液中的过量乳酸，有助于人体尽快消除疲劳。

因此，当人们感觉到疲倦的时候，闻着缕缕的清香，品着茶汤的舒爽，精神自然会慢慢饱满起来，已有的困倦和劳累也会得到很好的缓解，不但思维会变得清晰，反应也会变得敏捷起来。这便是茶带来的安神醒脑的良好功效。

以下推荐两类茶，在提神解乏的功效上有明显作用。

### 1. 铁观音

铁观音可提神益思，其中所含的咖啡碱能够兴奋中枢神经、增进思维、提高效率的功能。饮茶后能破睡、提神、去烦、解除疲倦、清醒头脑、增进思维，能显著地提高口头答辩能力及数学思维反应能力。同时，由于铁观音中含有多酚类等化合物，抵消了纯咖啡碱对人体产生的不良影响。此外，经常饮用铁观音还可以令人开胃和促进人体的皮肤毛孔出汗散发热量，使人感到凉爽解暑。

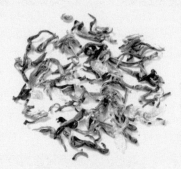

### 2. 茉莉花茶

茉莉花茶对安抚情绪很有益，它可以醒脑提神，下午昏昏欲睡时喝一杯效果最好。如果还有心慌乏力、心累的感觉，还可以在花茶中加一点儿干桂圆肉。

总之，当人们觉得头昏脑涨，提不起精神或是昏昏欲睡时，可以冲一杯馥郁的香茶，用来提神醒脑，一定会有很大的帮助。

茉莉花茶（碧潭飘雪）

# 饮茶可利尿通便

人的容颜是人体的一面镜子，面部色斑的形成是由多种因素引起的，大体归纳为人体内部原因和外部原因两大因素。内部原因主要是体内毒素不能及时排出，从而让有害物质在肾脏中滞留导致的。而经常饮用茶水则可及时排出这些有害物质，使肠道顺畅，达到利尿通便的作用。

饮茶能利尿通便，其原理很简单。当摄入了一定的茶水，其中的咖啡因、可可因以及芳香油之间综合作用，可刺激肾脏，促进尿液从肾脏中加速过滤出来，并减少有害物质在肾脏中滞留时间。由于乳酸等致疲劳物质伴随尿液排出，体力也会得到恢复，疲劳便得到缓解。但饮过量和饮浓茶，会加重肾脏负担，使人体排尿过多，不利于肾脏功能，也会使体内水分过少。

同时，适量饮茶对于缓解便秘也有很好的效果，茶叶中含有的茶多酚能与细菌蛋白结合，使细菌的蛋白质凝固变性导致细菌死亡，进而达到消除炎症的目的。因此，服用茶多酚对慢性结肠炎、腹胀、单纯性腹泻等病有较好的辅助疗效。但对肠道内的有益菌群，如双歧杆菌却有激活繁荣的作用。茶多酚类物质能增强肠道的收缩和蠕动，促进消化道的蠕动，使得淤积在消化道的废物和有毒有害物质有效地排出，因此，茶多酚还有"人体器官最佳清洁卫士"之称。

以下介绍几种效果比较明显的茶类。

### 1. 荷叶茶

中国自古以来就把荷叶奉为瘦身的良药。李时珍的《本草纲目》这样记载：莲心及荷叶具有平肝火、清心火、泻脾火、降肺火以及降压利尿、清热养神、敛液止汗、止血固精等功效。

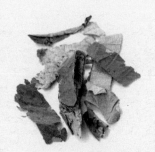

久居烦嚣城市的人们，饮食油腻、久坐气血不通，身体臃肿，腰腹鼓胀等多种都市病，都可以通过饮用荷叶茶缓解。喝多了伤胃的咖啡浓茶、甜腻的调味汽水，来一点儿简单、轻松的天然荷叶茶，既可以让肠道健康，又可以达到利尿通便的作用，让身体轻快，气色肤色都变好，何乐而不为呢？

荷叶茶

### 2. 决明子茶

决明子茶是豆科草本植物的成熟种子，味苦、甘而性凉，润肠通便。现代药理研究认为，决明子富含大黄酚、大黄素、决明素等成分，具有通便、降压、抗菌和降低胆固醇的作用。将单味炒决明子 15 克，直接泡茶饮用，直至茶水无色。老年人饮用决明子茶不仅有助于大便通畅，还能起到降压、调脂等保健功能。

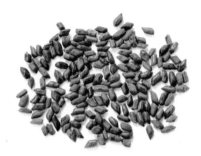

决明子茶

这几类茶的作用都极其显著，有类似身体问题的人群，不妨尝试一下吧。

# 饮茶可保护牙齿

茶之所以具有保护牙齿的功效，主要是因为茶中所含的多种物质共同作用而产生的，例如茶中含有氟、茶多酚类化合物以及茶单宁。

### 1. 氟

我们都知道，含氟牙膏可以使牙齿更加坚固更加耐酸，也就是说，氟对我们的牙齿是非常重要的。其实，茶中也含有这种保护我们牙齿的物质——氟。它来自茶树叶和冲泡过茶叶的水，适量的氟元素是抑制龋齿发生的重要元素，它能够保护牙齿的珐琅质免遭侵蚀。

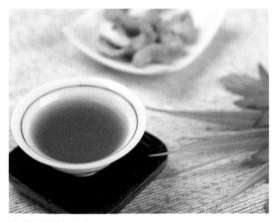

饮茶可保护牙齿

茶树会将从土壤中吸收到的氟聚集到叶片中，所以茶叶中的氟含量非常丰富。干制的茶叶含有百万分之 400 左右的氟，一杯泡好的茶叶含有 0.3 ~ 0.5 毫克的氟。实验表明，喝茶后 34% 的氟可以被留在口腔中，而且其中有一些会非常牢固地吸附在牙齿表面的牙釉质上。实际上，在经常饮茶的国家，人体内 70% 氟的摄入都来自于茶，也就是说，喝茶能起到更好的牙齿保护作用。

茶中含有的含氟物质可以杀死在齿缝中残留的细菌，起到预防蛀牙的作用，效果要远好于氟化物配合制剂。茶叶还可抑制人体钙质的减少，对预防龋齿、护齿、坚齿，均是有益的。此外，茶还能消除口腔内残留的蛋白质，从而清新口气、除口臭。

### 2. 茶多酚类化合物

这些化合物可以抑制牙齿细菌的生成和繁殖，进而预防龋齿的发生。红茶和绿茶均含有茶多酚，这是一种抗氧化植物化合物，可防止牙斑附着在牙齿上，从而降低口腔和牙齿的发病机会。另外，因为茶本身呈碱性，而碱性物质可以防止牙齿钙质的减少和流失，因此，饮茶可以起到坚固牙齿的作用。

### 3. 茶单宁

茶是最好的自然单宁酸的来源。研究表明，一杯茶中的茶单宁能抑制细菌和生龋菌的生长，而这些菌正是牙菌斑生长的主要因素。单宁酸除了对牙菌斑的作用以外，还能与茶汤中其他的一些物质，如儿茶素、咖啡因、维生素 E 相互作用，以增强牙釉质的抗酸能力。而且在氟的参与下，牙齿抗酸能力会大大加强。

由此看来，喝茶并配合好的饮食结构能有效地预防蛀牙，帮助我们建立和维护一个健康的口腔内环境。因而，近年来越来越多的人群开始以喝茶的方式保持口腔健康。

## 饮茶可消炎杀菌

从我国古代开始，人们就发现了茶的药用价值。那时，人们常用茶叶为伤口消毒。时至今日，人们发现了茶越来越多的药用功效，其中较为重要的就是消炎杀菌。我国民间常用浓茶治疗细菌性痢疾，或用来敷涂伤口，消炎解毒，促使伤口愈合。现在以茶为原料制成的治疗痢疾、感冒的成药，疗效也比较好。

茶之所以具有此类作用，主要是因为其含有的儿茶素类化合物、黄烷醇类和多酚类化合物。茶叶中的儿茶素类化合物对伤寒杆菌、副伤寒杆菌、黄色溶血性葡萄球菌、金黄色链球菌和痢疾等多种病原细菌具有明显的抑制作用；黄烷醇类相当于激素药物，能够

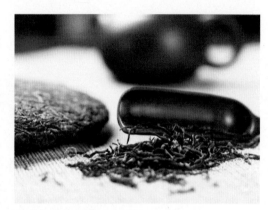

饮茶可消炎杀菌

促进肾上腺的活动，具有直接的消炎作用；茶叶中多酚类化合物还具有较强的收敛作用，对消炎止泻有明显效果。茶多酚与单细胞的细菌结合，能凝固蛋白质，将细菌杀死。如危害严重的霍乱菌、伤寒杆菌、大肠杆菌等，放在浓茶中冲泡几分钟，多数就会失去活力。

除此之外，茶叶中还包含有多种杀菌成分，现代研究发现，茶叶中包含的醇类、醛类、酯类等有机化合物均有杀菌作用，但杀菌的作用机理不完全相同。有些使细菌体内蛋白质变性，有些则干扰细菌代谢。另外，茶叶中的硫、碘、氯和氯化物等为水溶性物质，能冲泡到茶汤中，也有杀菌消炎的功效。茶叶杀菌作用，有些是单一成分发挥作用，而更多的是集中成分综合作用的结果，对人体并不会带来伤害。

下面以红茶和普洱茶为例，详细解释一下茶的消炎杀菌作用。

### 1. 红茶

红茶中含有较多的多酚类化合物，其具有消炎的效果；而其中所含的儿茶素类则能与单细胞的

细菌结合，使蛋白质凝固沉淀，借此抑制和消灭病原菌。所以细菌性痢疾及食物中毒患者喝红茶颇有益，民间也常用浓茶涂伤口、褥疮和香港脚。

### 2. 普洱茶

普洱茶中含有许多生理活性成分，具有杀菌消毒的作用，可用于治疗肠道疾病，如霍乱、伤寒、痢疾、肠炎等。皮肤生疮、溃烂流脓，外伤破皮，用浓茶冲洗患处，能够消炎杀菌。有关专家用普洱茶进行抑制变形球菌附着能力试验，发现普洱茶具有抗菌斑形成的作用，浓度为 1% 时效果最佳。

除了饮用之外，我们还可以用普洱茶泡澡。因为普洱茶中含有大量茶多酚等物质，对人体可以起到消炎、抑菌等作用，用它来泡澡有增强体质等功效。

茶叶消炎杀菌的功效对我们每个人极为有益，如果我们不慎摔倒擦破皮或碰撞引起肌肤红肿，又找不到消炎药水时，不妨利用冷凉的茶汤清洗患部，并嚼些茶叶敷在伤处。这样处理之后，不但可防止细菌感染，还可以消炎止痛，这是紧急处理方法之一。

## 饮茶可抑制心脑血管疾病

所谓心脑血管疾病就是心脏血管和脑血管的疾病统称。现如今，人们生活水平普遍提高，但由于生活节奏的加快和改变，许多人患上"三高症"，即高血压、高血糖和高血脂。尤其以年龄大的人居多，有调查显示,60 岁以上老年人中 40% ~ 45% 患有高血压的同时还患有高血糖或高血脂。为此，抑制心脑血管疾病更需要得到我们的重视。

### 1. 饮茶可以防治心脏病

专家研究茶的功效时曾分析，茶叶在高温的水中能释放出高浓度的茶色素，不但可将动脉壁上硬化的粥样物质清除，使动脉组织逐渐恢复正常，还能防止胆固醇类物质沉积于动脉壁，从而阻止动脉硬化的发生。由此看来，煮沸的茶水对心脏的许多问题都能起到标本兼治的作用。

### 2. 饮茶可以降血压

长期服用降血压的药物对人们既有好处，又有不利的一面。而通过茶饮则既可达到降血压的目的，又可以不让身体受到药物伤害。以下介绍几种可以降血压的茶类：

（1）玉米须茶。玉米须具有很好的降血压之功效，泡茶饮用每天数次，每次 25 ~ 30 克。在临床上应用玉米须茶治疗因肾炎引起的浮肿和高血压的疗效尤为明显。

（2）灵芝茶。灵芝茶入五脏，补全身之气，心、肺、肝、脾、肾

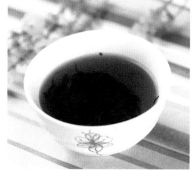

玉米须茶

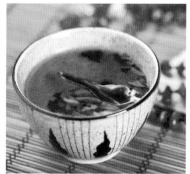
灵芝茶

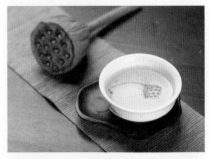
乌龙茶

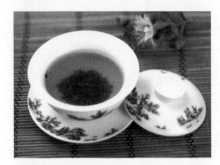
普洱茶

脏虚弱，均可服之。灵芝茶具有扶正固本，增强免疫力，提高机体抵抗力，降血压的作用。

### 3. 饮茶可以降血糖，治疗糖尿病

血液中的糖称为血糖，人体各组织细胞活动所需要的能量大部分来自葡萄糖。血糖对人类虽然不可或缺，但也不能超过标准，必须维持在一定的水平才可。而高血糖人群可以通过喝茶降低血糖，糖尿病患者也可以通过喝茶减缓病症，因为茶叶中含有的茶多酚，能保持微血管的正常韧性，节制微血管的渗透性，所以能使微血管脆弱的糖尿病患者恢复微血管正常，从而治疗糖尿病。

### 4. 降血脂

血脂是指血浆中的脂类物质，包括胆固醇、三酰甘油、磷脂和游离脂肪酸等。饮茶能降血脂，国内外已有大量报道。我国茶区居民血胆固醇含量和冠心病发病率明显低与其他地区。

国外科学家曾用乌龙茶对成年女子进行降血脂实验：每天饮7杯常规浓度的乌龙茶，持续6周后，饮用乌龙茶的人血浆中三酰甘油和磷脂的含量水平有明显下降，这说明茶的确具有降血脂的功效。

除了乌龙茶之外，普洱茶也同样拥有保护心血管健康的功能。苦丁茶软化血管、降血脂的功能较其他茶叶更好，最适合血压偏高、体形发胖的体质燥热者长饮养生；而普洱茶的性质温和，适合体质虚寒的人饮用。

## 饮茶可美容护肤

茶叶中蕴含着许多自然养生的概念，美容护肤就是其中重要的功效之一。茶叶中的维生素、矿物质等营养元素可以调节皮肤机能，促使皮肤更有活力；茶多酚可抗氧化、抗衰老、抗菌、防肥胖；咖啡碱提神醒脑、有紧肤收敛作用；单宁酸吸收并排出人体黑色素，使皮肤更白皙；糖类可增强肌肤免疫力；叶绿素促进组织、血液再生……由此看来，只要每天坚持不懈饮茶、用茶，那么必然会产生美容护肤的效果。

以下是利用茶叶美容护肤的具体功效与方法：

### 1. 美白嫩肤

绿茶能深层清洁肌肤污垢和油脂，具有软化角质层、使肌肤细嫩美白的功效。而且茶浴能从里到外温和身体，患有虚寒体质者尤为适用。

我们可以利用富含维生素 C 的绿茶茶末自制面膜。它与同样富含维生素 C 的柠檬相比，不含酸

性，不会刺激皮肤。茶末中所含的单宁酸成分还可增加肌肤弹性，有助于润肤养颜。除了美白皮肤，茶末还具有杀菌作用，对粉刺、化脓也很有疗效。我们也可以将薏仁、杏仁粉搭配茉莉花茶涂敷脸上，稍作按摩，这样做可以去除角质，使皮肤光润有弹性。

### 2. 收缩毛孔

茶叶还具有嫩肤的作用。皮肤黯淡时，用少许玫瑰花粉加上温红茶，敷在额头及双颊，可以焕发皮肤红润及活力；没喝完的凉绿茶也可以当洁肤水使用，浸湿棉片后擦拭皮肤，其中的儿茶素能收缩毛孔、增加皮肤弹性。

### 3. 祛痘

从古时开始，就有以茶叶为药膏治疗皮肤疾病的民间方子。因此，如果脸上长了痘或者炎性暗疮，可用少量黄连粉配凉绿茶研成细末，敷在患处，每日 1 次，即可祛除恼人痘痘。

### 4. 消除黑眼圈和水肿

睡眠不足、用眼过度等多会引发黑眼圈，因此要根据不同的情况加以防治。除了正常的作息以及充足的睡眠之外，用茶来消除黑眼圈及水肿也是一条妙方。

我们可以用隔夜或稍冰后的茶包敷在眼睛上，可以有效地缓解因熬夜、水肿等原因引起的暂时性黑眼圈、疲惫和眼部浮肿问题，加速眼部血液循环，更好地吸收眼膜营养，加强保养效果，令双眼焕发神采。并且，经常以绿茶包热敷，还能有效减轻眼袋。

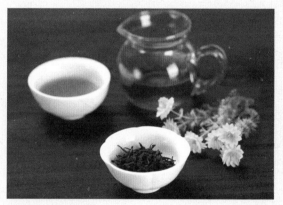

饮茶可美容护肤

饮茶可以美容历来被人们所公认。一方面茶叶中富含的美容营养素价值非常高，对皮肤也具有良好的滋润效果；另一方面，通过饮茶可以使人体排出毒素，这样会令皮肤看起来更健康，使人精神焕发。因此，爱美的你一定不能错过这样一种有效而便捷的美容好方法！

## 饮茶可清心明目

冲泡一壶清茶，任由其间馥郁的香气扑面而来，茶叶的轻柔以及与水的交融会安抚人们的心灵。"心清可茶，茶可清心；若要清心，唯有香茗"，的确如此。当人感到忧愁时，茶可以冲淡人的烦恼；当人感到困惑时，茶可以让人减少烦躁；当人郁闷时，又可以在茶的慰藉下舒缓心情。因而，茶自古以来一直备受人的喜爱。

茶不仅能清心降火，同时也能明目。加拿大科学家发现，多饮茶可以防止白内障。他们认为，白内障是由于人体内氧化反应产生的自由基作用于眼球的晶状体所致，而茶叶中的茶多酚分解产生的具有抗氧化作用的代谢物可以阻止体内产生自由基的氧化反应。美国农业部营养与衰老研究中心的科学家们最近发现，白内障的发病率与人体血浆中胡萝卜素含量高低及浓度大小关系密切。凡是白内障患者，其血浆中胡萝卜素浓度往往很低，且发病率比正常人高 3 ～ 4 倍。因此，这些患者需要及时补充胡萝卜素，除了从饮食中进补，茶叶中也含有比一般蔬菜和水果都高得多的胡萝卜素。人们在喝茶的同时，茶中包含的这些健康元素便悄然进入人体，发挥其特效。由此看来，不仅患了白内障的人群需要适当地饮茶，普通人群常饮茶也可以起到保护眼睛的作用。

除此之外，眼睛还需要维生素 C 的滋润，而通过饮茶可以有效摄入维生素 C，因此经常饮茶可以很好地预防夜盲症等眼病的发生，进而起到明目的作用。

以下提供几种对眼睛有好处的茶，仅供大家参考：

### 1. 绿茶

绿茶中含有强效的抗氧化剂、维生素 C 以及儿茶酚，不但可以清除体内的自由基，还能缓解人们的紧张情绪，有效地舒缓视神经的疲劳。

### 2. 枸杞茶

枸杞子中含有丰富的胡萝卜素和维生素，这些都对保护眼睛起到了至关重要的作用。枸杞本身具有甜味，用来泡茶更能增加茶的滋味，实在是一种既美味又营养的饮品。

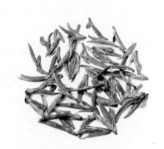 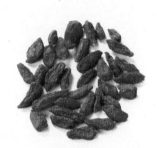

绿茶（竹叶青）　　　　枸杞子

除了以上两种对眼睛具有显著功效的茶，还有许多，人们可根据自己的需要，酌情选用。

饮茶可消渴解暑

## 饮茶可消渴解暑

茶作为现代人极为喜爱的饮品，消渴作用自不必说。当茶水划过干渴的喉咙，柔滑的感受也就传到了心底，浸润着五脏六腑。内心深处那些焦渴的感觉也会随着茶水的流过而慢慢消失，带给人们舒服惬意的感受。尤其是在炎热的夏季，灼热的空气以及炽烈的阳光很容易使人干渴或中暑，此时如果在庭院中摆上小桌，与三五位友人一同品茶聊天，自有一番说不出的享受。

茶是绝佳的解渴和消暑饮品，茶所含的营养素很高，其中维生素 A 和维生素 C 都可以提高人体对夏季高温的耐受。饮热茶能出汗散热，使体内的热量散发，还可以及时补充体内水分。茶叶中还含有糖类、果胶、氨基酸等成分，能与唾液作用，解热生津。有研究显示，喝热茶9分钟后，皮肤温度下降1～2℃。因此，喝茶可以使人感到凉爽。

在所有茶类中，红茶和白茶在消渴解暑方面的作用更大。据实验表明，红茶中含有较多的多酚类、糖类、氨基酸和果胶等，它们与口涎产生化学反应，且刺激唾液分泌，导致口腔滋润，产生清凉感；同时红茶中的某些元素控制人体内的体温中枢，因此，常饮红茶也可以调节体温，维持体内的生理平衡。

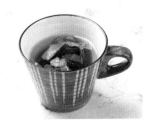
荷叶茶

白茶在清热败火、平衡血糖等方面功效显著。尤其是20年的陈韵老白茶，可冲泡15次以上，并且茶汤36小时不变质，特别适合人们在炽热的夏季饮用。

除了以上两种茶，决明子茶、荷叶茶都可以起到消暑解渴的作用，还可以补充人体内的水分，人们可以按照自己的口味做出不同选择。

在赤日炎炎的午后，坐在阴凉处手捧一杯茶，轻饮慢品，不仅达到了解渴的目的，同时也让身心获得凉爽与惬意。

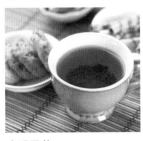
决明子茶

## 饮茶可助戒烟

烟草中的尼古丁是一种具有毒性的生物碱，人们连续吸烟，尼古丁随着烟雾进入人体，当含量达到一定程度时，便产生中毒现象：头晕脑涨，全身不适。从健康角度考虑，戒烟势在必行。而对那些一时还难以戒掉烟瘾的吸烟者来说，饮茶则是减轻吸烟危害的最好方法。

有试验表明，茶叶具有戒烟作用。目前市场上供应的戒烟茶，戒烟糖，就是以茶叶为主要原料，经过特殊工艺制成的。因为茶叶中的茶多酚、维生素C等成分对香烟中所含有的各种有害物质有降解作用，因此，经常吸烟的人如果常饮用浓茶，就可依靠茶中物质的抗制作用解除体内毒素，甚至可以使人减少对烟的依赖，从而达到戒烟的目的。

神农尝百草"日遇七十二毒，得茶而解之"，具有强大解毒功效的茶就是绿茶。绿茶最大限度地保留了鲜叶内的天然物质，其中茶多酚保留了鲜叶的85%以上，叶绿素和维生素损失得也较少，是所有茶叶中下火解毒最好的，在戒烟方面也起到了较大的作用。绿茶最好空腹喝，晨起空腹时、午睡后、晚饭前，是绿茶发挥解毒去火功效的三个黄金时段。

随着生活压力的逐渐增大，人们常常以吸烟喝

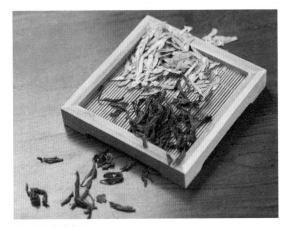
饮茶可助戒烟

酒的方式减轻压力，麻痹神经，这对身体往往有害。而喝茶可以减轻人们对烟的依赖，还可以解酒醒酒，大家不妨尝试一下。

## 饮茶可暖胃护肝

肝脏是身体内以代谢功能为主的一个器官，其作用之一就是解毒。肝解毒时由于血液在流动的关系，解毒的同时身体的其他部位正常运转中还会继续产生代谢产物。所以血液里一直都会存在一些毒素，它只能保持我们身体正常运转，对于那些强加进来的毒素则很难缓解。如果人们经常熬夜、酗酒或服药等，只会对肝脏增加很大的负担，让肝脏解毒的功能受损，因而导致其他的脏器细胞也会加快老化，使体内毒素大大增加，对人体百害而无一利。

而茶中含有丰富的维生素 C，维生素 C 能使肝脏的解毒功能增强，因此时常饮茶可以减少人们体内含有的毒素，可以起到保护肝脏的作用。

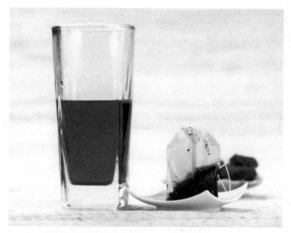

饮茶可暖胃护肝（红茶）

除了护肝，茶的另一个作用就是暖胃，但并不是所有类型的茶都有这个功效。例如，人在没吃饭的时候饮用绿茶会感到胃部不舒服，这是因为茶叶中所含的重要物质——茶多酚具有收敛性，对胃有一定的刺激作用，在空腹的情况下刺激性更强。所以，绿茶并不能起到暖胃的效果。

也许有人会说，红茶与绿茶中不是都含有茶多酚吗？那么为什么红茶就能起到暖胃的作用？因为红茶是经过发酵烘制而成的，茶多酚在氧化酶的作用下发生酶促氧化反应，含量减少，对胃部的刺激性也自然减少，而这些茶多酚的氧化产物还能促进人体消化。因此与绿茶相比，红茶更能调理肠胃。有些人喜欢在红茶中添加牛奶和糖，这样也可以达到养胃暖胃的效果。

即便如此，饮用红茶也有几点注意事项：

（1）红茶不适合放凉饮用。因为红茶放置时间过长，其中所含的营养含量就会降低，这样自然会影响到暖胃的效果。

（2）保持红茶的温度和适宜的浓度。饮用红茶时不要等杯中的茶水都喝完再续水，最好在水剩下 1/3 左右的时候添加热水。这样不但可以让茶保持一定的温度，还可以控制在一定的浓度范围内。

（3）红茶最好在饭后喝。在红茶中加些炒米做成的糊米茶，也能增加养胃的功效。另外炒过的大麦配上红茶做成大麦茶、加上陈皮的陈皮茶也都很好。

人们在选择茶的种类时，一定要根据自身的体质，切勿一味地追求其某些功效而忽略了自己的健康。

# 饮茶可防癌抗癌

　　茶叶中含有多种化学成分，其中仅氨基酸就有 20 多种。而茶叶中茶氨酸的含量约占其氨基酸总量的 50%，茶氨酸在人体内的分解产物能够促进 T 淋巴细胞对外界病原微生物的侵袭产生免疫反应，同时还能促进干扰素的分泌。干扰素是一种蛋白质，在人体内具有广谱的抗病毒作用。因而，茶叶的另一个功效就是防癌抗癌。

　　我们已经了解，人体内的自由基对人本身存在着巨大的危害，是人体在呼吸代谢过程中，在消耗氧的同时产生的一组有害"垃圾"。它几乎存在于人体的每一个细胞之中，是人体的一大隐患和"定时炸弹"。研究表明，自由基也是造成基因变异、致癌的重要原因。一般情况下人的机体是处于自由基不断产生和不断消除的动态平衡之中。自由基一旦产生过多，人体致癌的可能性也就加大了。

　　茶叶中茶多酚的主体儿茶素类物质是一种抗氧化剂，也是一种自由基强抑制剂。茶多酚进入人体后，这种物质与致癌物结合，使其分解，降低致癌物活性，从而抑制致癌细胞的生长，进而阻断亚硝酸铵等多种致癌物质在体内合成，控制癌细胞的增殖，并能直接杀伤癌细胞，提高机体免疫能力。据有关资料显示，喝茶对胃癌、肠癌等多种癌症的预防和辅助治疗均有裨益。

　　美国泊杜大学从事食品与营养研究的多罗西·莫尔说："我们的研究表明，绿茶的叶子富含抗癌物质，其浓度相当高，足以在体内产生抗癌作用。"同时，美国健康基金会名誉会长约翰·韦斯柏格博士也表示："我的研究结果表明，如果你每天喝 6 杯茶，就可以不得癌症"。其实，不仅是绿茶，多喝红茶也有助于预防癌症的发生。

　　印度科学家们曾做过这样一个实验：选取 15 位患有口腔白斑症的患者，对他们进行了为期一年的观察。这些患者舌头和口腔黏膜会出现白色斑块，一般而言，50% 的白斑会转变为口腔癌。但是，通过每天喝 3 次红茶，患者的白斑症明显得到缓解，有的白斑甚至消失了。因而，科学家得出结论：多喝红茶很可能有助于预防口腔癌。

　　另据英国科学家研究后发现，茶叶在壶中煮沸 5 分钟，可以吸收癌症中有害物质的抗氧化剂的浓度达到最高峰，饮用在壶中煮制 5 分钟的茶水 1 小时后，血液中的抗氧化剂水平上升了 45%。也就是说，相比于用沸水泡茶，用茶壶煮茶可以让茶叶释放出更多的抗癌物质，抗癌效果也更好。除此之外，茶叶在壶中泡制更长时间并不会产生更多的有益成分，反而会减少，所以茶还是尽快饮用为好。有人喜欢向茶水中添加牛奶，这并不会影响茶的抗氧化剂成分，因此，大家可以放心添加。

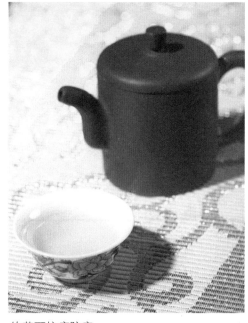

饮茶可抗癌防癌

# 第二节 喝茶养生五要素

当喝茶养生成为社会生活的流行风尚之后，各种养生保健茶饮层出不穷。这种情形让渴望滋养自我身心的人士眼花缭乱，无从下手。他们不禁在心中感叹：想喝明白一杯健康养生茶真是太难了。其实，只要我们掌握喝茶养生的五要素："两养""三知""四因""五应""六忌"，这个难题即可迎刃而解，轻松找到自己所需的茶品。

## 两养：养身与养心

中国自古以来就有饮茶的风俗习惯。民间也一直流传着"百姓开门七件事：柴米油盐酱醋茶"的俗语。如果仅仅把茶看作日常生活中的必需品，那么，人们就不会过多地关注"喝什么茶、怎么来喝"的问题。然而，如果真正谈到用茶来养生，要发挥茶的保健功效时，我们就要区别于一般意义上的饮茶，这时候的喝茶也就变得没那么简单了。

### 茶具有养身和养心的功效

首先，我们要清楚茶养生的内容——两养，即我们所谈的茶养生包括两方面：养身与养心。

所谓养身，即指茶具有强身健体、祛病疗伤之功效。所谓养心，即精神上的调养。在唐代的医者和茶人眼中，喝茶就不仅仅具有滋养身体的功效，而且还能怡养心神，调摄情志，润剂生活等。茶圣陆羽提到的"精行俭德之人"就是通过喝茶来进行修养心性的人。

唐代《本草拾遗》记载："诸药为各病之药，茶为万病之药。"当时人们既然将茶视为万病之药，当然是既可治身又可治心了。从此，茶的养身与养心功效便开始被人们逐渐熟知。

时至今日，追求健康的人们越来越意识到养身与养心的双重重要性，而茶也因其对两养的重要贡献成为我们日常生活中不可或缺的健康饮品之一。

## 三知：知茶品、知茶技、知茶意

"两养"为我们打开了以茶养生的大门，但是真正做到以茶来滋养身心，并不是一件容易的事。这就需要我们对茶本身要有所了解，至少要知茶品、知茶技、知茶意。唯有掌握了这"三知"，我们才能开启自己的以茶养生之旅。

知茶品是"三知"当中的第一步，也是其他"两知"得以实现的重要前提。只有对茶有所了解之后，我们才能冲泡出富有养生效力的茶汤，使自己的身心与茶完全契合。

茶在我国已经有了几千年的历史，到如今已经形成了六大基本茶类。其中，仅是有名有姓的茶就有上千种之多。若是再加上各个地方的茗品，简直没法用具体的数字来形容。这么多的种类，这么多的茶品，即使花上几年的时间也未必能够——数清。不过请放心，一般的饮茶者根本无须费大气力去深入研究，我们只需对自己喜欢的、需要的几种茶有所了解就可以了。

鉴于这种情况，我们就需要了解茶的类别与属性。这就如同医生对症下药一般，当对茶有了深入的了解之后，我们就可以学到更多与茶相关的知识，懂得更多茶性的知识，知道对应什么样的时节该喝什么样的茶，等等。这样，我们就完成了"三知"中的第一步——"知茶品"。

对茶的种类和属性有所了解之后，我们就要开始"三知"的第二步——"知茶技"了。所谓"茶技"就是指冲泡茶品的不同方法。只有掌握了冲泡自己喜欢的茶的方法，茶性才能被最大限度地激发出来，我们也才能更好地达到滋养身心的目标。

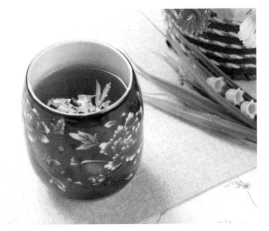

茶具有养身和养心的双重功效

其实，关于茶如何冲泡、如何滋养身心的探索从古代就已开始。在唐代，茶迎来了它在历史上的第一次辉煌。茶圣陆羽所著的《茶经》中第一次全面地介绍了茶的分布、生长、种植、采摘、制造和品鉴。在唐代，由于蒸青绿茶的一统天下，煎茶法得以完善，并广泛流传。到了宋代，点茶法盛行一时。茶发展到了明代，出现了散茶。散茶的风行天下成就了撮泡法的辉煌。茶技在明清时期进入了完备的时代。如今，茶技已经成为冲泡茶的技艺与境界的结合体。所以说，茶的冲泡说难不难，说易也不易。不过，只要遵循如何才能将茶性发挥出来这一关键，我们就可以轻而易举地做到以茶养生，而不必去理会那些种类繁多的茶艺表演或是高深的茶道理论。

"知茶意"是"三知"的最后一环，也是"三知"中最难的。它要求我们精确了解茶的精神属性，并在品茶之时将自己的心与茶融为一体，以此来达到清神养心、参禅悟道的境界。

"知茶意"对于品茶者提出了更高的要求。我们要对茶的基本情况了如指掌，更要对茶的意境有深刻的体味。一杯香茶带来的不仅是身体的舒适，更带来了袅袅余香。佛说：境由心生。当用心体味茶品之时，人与茶就合二为一。人生如茶，茶如人生。

所以，知茶品和茶技是以茶来滋养身心的前提，而知茶意才能使我们以茶悟道，体悟"禅茶一味"的真谛。

# 四因：因茶、因时、因人、因症

对茶滋养身心的功能及基本常识有所了解之后，我们就要开始接触以茶养生的基本原则和具体方法，这就是"四因"。所谓"四因"就是指因茶饮茶，因时饮茶，因人饮茶和因症饮茶。其中，了解茶性是以茶养生的先决条件。

古谚有云："茶是生命。"要想通过茶来滋养身心，最重要的前提就是我们先要对这个"生命"有所了解，欣赏并热爱这个"生命"，不断地同它进行沟通和交流。唯有如此，我们才能真正与茶融为一体，才能运用它舒润自己的身心。

那么茶的本质特征和主要功效又是什么呢？

茶圣陆羽的《茶经》中早有明确的记载："茶之为用，味至寒，为饮，最宜精行俭德之人"。饮茶入口，我们就可以在略带苦味的茶水中品味出淡淡的清香，沁人心脾，回味无穷。同时，这丝苦味也时刻提醒着饮茶者不要"饱暖思淫欲"。只有茶的"至寒"之性才更适合"精行俭德之人"。然而，人的体质却各有不同，有些人根本无法适应"天性至寒"的茶。随着寒性体质人群的不断扩大，单一的寒性之茶逐渐不能满足饮茶者的需要。因此，从明清时期开始，人们就不断改善茶品，使之满足更多人的需求。经过二百多年的时间，我国的茶品终于形成了今日六大基本茶类、各种特质的佳茗百花齐放的盛况。这样，我们就可以在了解每一类茶的属性之后，再根据自己的身体情况选择相应的茶来喝。这便是"因茶饮茶"。

古人讲究天人合一。无论是治病，还是养生，都非常注意要与时节相应。喝茶养生也不例外。春季是自然界中的阳气不断萌动和增长的时节，能够帮助机体提高免疫力、调节新陈代谢的花茶是此时的最佳饮品。而夏季不仅是阳气最为旺盛的时节，也是阳邪多发之季。此时，具有清热祛暑功效的绿茶便成为最好的选择。到了秋季这个全年最多变的季节，我们在喝茶的时候也需要随时改变策略，初秋时可以仍以绿茶为主，仲秋之后则要改喝乌龙茶。冬季是储备精气、蓄势待发的阶段。此时，具有温暖滋养作用的红茶和好的熟普洱是不错的选择。总之，一年四季，周而复始。若是能够按照时令安排茶饮，按照"春生、夏长、秋收、冬藏"的规律来滋养身心，就可以使自己的阴阳二气得到很好的养护，一年四季都精力充沛，精神饱满。这便是"因时饮茶"。

其实，无论是因茶饮茶也好，还是因时饮茶也罢，它们都是从饮茶的主体——饮茶者之外的角度来提出对饮茶的要求。接下来，就让我们一起进入"四因"的第三个环节——因人饮茶。虽然茶香清雅，沁人心脾，但并不是所有人都适合饮茶。不同体质的人对于茶品的选择各不相同。即便是同一个人在不同的时期对于茶品的要求也并不一致，这就需要我们从自身具体情况出发，根据情况的变化来不断调整滋养自我身心的茶饮。饮茶者的年龄、性别、体质及特殊生理期都会对他们的饮茶活动造成一定的影响。在众多的饮茶者当中，急需补钙的老人和儿童会因为无节制地喝茶造成钙质的流失，怀孕的女性会因为大量饮茶而导致贫血的出现，体质偏寒的人们会因为没有饮用适合自己的茶而加重自身的寒气。只有对自身情况有了深入的了解，我们才可能做到科学地喝茶养生。

不过，对于饮茶者而言，即便对自身情况有了大致的了解，也还不足以完全掌握以茶养生的基本原则和具体方法。我国古代的《新修本草》《本草纲目》《本草拾遗》等书中还记载着茶叶具有"清神""止渴""消食""解酒"等功效。由此可见，茶还对预防疾病以及对病症的辅助治疗有着重要的作用。因此，在喝茶的时候，我们还要注意因症饮茶。这也是"四因"中的最后一环。日常生活中，很多体质比较虚弱的人士会受到高血压、高血脂、糖尿病等常见病的侵袭，而许多患者早已厌倦了药物治疗，这时，养生茶便可以帮助他们摆脱单纯的药物治疗所带来的烦恼。比如，当被称为"国人第一病"的高血压来袭时，我们就可以通过饮用绿茶和乌龙茶来调和阴阳二气，但要避免喝浓茶；而当血脂过高的症状出现时，我们则需要选乌龙茶、绿茶、普洱茶等传统茶饮。这种对症的大众养生茶有很好的辅助治疗作用，而那些具体针对各个病症的药茶方，更是积极有效的对症祛病途径之一。当然，在因症饮茶过程中，饮茶者一定要在医生的指导下科学喝茶，避免造成病症的恶化。

正如茶被人们尊为"万药之药""养生之源"，它不仅能帮助人们达到解渴、提神、去火、消食的目标，更对人们的保健、养颜和心情的陶冶方面有着深远的影响。当对"四知"有了深入了解之后，我们便可以找到以茶养生的方向，领悟喝茶智慧的源起。

# 五应：应五行、应五脏、应五色、应五味、应五经

古人云："茶中蕴五行，养生有讲究。"只要了解自身的身体情况，选择适合自己饮用的茶品，使茶与五行、五色、五脏、五味、五经相对应，使五行相和谐，我们才能达到养生的目的。这就需要我们在选择养生所饮的茶品时要做到上述"五应"。

五行即是我们平时经常提到的金木水火土。它最早出自于《尚书》，是一种整体的物质观。五行学说认为，五行是构成万物的基础，只有它们相互联系在一起，世间万物才能欣欣向荣。后来，我国古代中医的重要典籍《黄帝内经》将"五行"引入了中医。《黄帝内经》认为：五行和脏腑是相配属的，即五行与五脏是一一对应的。而茶有改善五脏功能、预防脏腑器官疾病的功效，所以，在选择用于养生的茶品之时，也需要与五行、五脏一一对应。

另外，在传统中医的理论中，五行与五色、五味与脏腑、脏腑与五经之间也是相互配属的。如此，五行、五色、五味、五脏与五经之间便形成了一个相互关联的脉络。随着五行相生相克关系的不断变化，与五行直接相关的脏腑器官、经络、味道与颜色也会发生相应的变化。这样，若是不能选择合适的健康茶饮，整个人就会陷入一种养生不成而适得其反的情形当中。要想避免这种情况出现，我们就需要在选择茶饮之时，通盘考虑茶品与五行、五脏、五色、五味、五经之间的对应关系。

茶与五行、五脏、五色、五味、五经之间的对应关系具体表现在以下几个方面：

## 1. 火→心→苦→红色→心经

火对应心。心对应的味道是苦，颜色是红色。在人体脏腑器官中，心是与小肠互为表里的。一旦出现心火过旺或过衰，或者是小肠能量失衡的情况，心经就会发生紊乱，我们就很容易患上小肠、心脏、肩、血液、经血、脸部、牙齿、腹部和舌部等方面的疾病。

此时，我们只有首先做到心静，才能达到养心的目的。而五行中属火的茶饮，如红茶等，口感苦，气味焦香，能够深入心经，并对小肠经发生作用。所以，茶性温和的红茶等是一种养心佳品。

## 2. 木→肝→酸→绿色→肝经

木对应肝。肝对应的味道是酸，颜色是绿色。肝最常见的功能是滤除血液中的代谢废物，调节人体的血液供应，维持免疫防御机制。同时，肝脏还是人体内能量的储存场所，负责调节神经系统的机能。

而绿茶等五行中归木的茶，口感酸，气味清香，能够深入肝经。长饮这类茶，我们会感到神清

目明，肝火下降，就连患上血栓病的概率都大大降低了。

### 3. 土→脾→甜→黄色→脾经/胃经

土对应脾。脾对应的味道是甜，颜色是黄色。脾脏主要负责调控人体内的养分与能量的转化、输送与储存。同时，脾脏也承担着调节血液总量的生理功能，并且是人体滋养能量的储存场所。这样，脾脏就成了人体消化、想象与创造力的重要中枢。

有些茶在五行中属土，如黄茶等，口感甜润，气味香腻，能够深入脾经与胃经。脾胃不佳的人若能选择合适的属土之茶，就能够使自己的脾胃得到调理，治疗慢性肠胃疾病，并能开胃助消化。

### 4. 水→肾→咸→黑色→肾经

水对应肾。肾对应的味道是咸味，颜色是黑色。肾脏的功能主要集中在两个方面：一是储存元气，二是调控体液。与肾脏直接相关的情绪是恐惧。当恐惧的情绪弥漫于我们的全身时，肾脏的能量就会失衡。

像黑茶等五行归水的一类茶，能够深入肾经，并影响膀胱经。常饮这些茶有利于延年益寿，减肥降脂。

### 5. 金→肺→辣→白色→肺经

金对应肺。肺对应的味道是辣味，颜色是白色。肺在人体脏腑器官中是整个呼吸系统的代表，对于脉象和人体内的能量活动均起着至关重要的作用。与肺直接相关的情绪是悲伤。当悲伤主导了我们的情绪时，肺的功能就会受到严重的影响。咳嗽、哮喘、呼吸困难等疾病就会找上门来。

那些五行属金的茶，如白茶等，口感辛香，气味鲜香，能够深入肺经，打通大肠经。常饮这些茶可以生津润肺、止咳化痰，调养呼吸道。

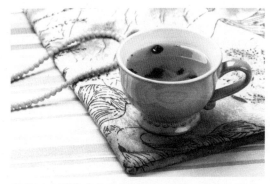

喝茶时也要考虑茶品与五行、五脏、五色、五味、五经之间的关系

以上便是挑选养生茶品时所应遵守的"五应"原则。当所选茶品符合"五应"原则的时候，体内的阴阳二气便可以得到真正的调和，我们就可以在日常的喝茶中体味到身心舒畅的滋味。

## 六忌：忌过浓、忌隔夜、忌冷饮、忌送药、忌空腹、忌饭后

茶品虽然种类众多，提神健气，清雅宜人，却并非百无禁忌。比如一位饮茶者患了肺炎，他所喝的茶水应该保持温热，此刻若是奉上一杯凉茶，茶中多酚类化合物就不能很好地发挥作用，也就无法达到消火去热的效果。因此，要想真正做到以茶养生，不仅要了解茶的功能，了解用茶滋养身心的方法和原则，更要了解其中的禁忌。

熟知以茶养生的禁忌，我们就可以减少茶在功效方面的流失，使茶在滋养身心方面发挥出最大

的效力。具体来说，喝茶中的禁忌主要表现在六个方面：忌过浓、忌隔夜、忌冷饮、忌送药、忌空腹、忌饭后，简称"六忌"。有它们保驾护航，再加上前面的积累，我们便可以迈入以茶养生的大门了。现在，就让我们逐一认识"六忌"吧。

### 1. 忌过浓

现代社会的节奏很快，无论是在工作方面，还是在生活方面，人们都面临着极大的压力和挑战。为了缓解来自工作和生活上的压力，很多人都选择了用喝浓茶的方式来提神醒脑，缓解疲劳。饮茶提神并没有错。一杯茶水，一瓣心香，随着茶叶慢慢地散开落入杯底，心中的烦恼和忧愁也慢慢化去。但如果饮茶太浓，身体却会受到很大的伤害。

茶中含有较高比例的咖啡碱。咖啡碱进入人体之后，会对中枢神经系统产生强烈的刺激，从而提高人体的代谢速率，促进胃液的分泌。当过浓的茶进入身体的时候，胃酸和肠胃液就会在咖啡碱的刺激下大量分泌，使人进入极度亢奋的状态。时间久了，我们会对浓茶产生严重的依赖感。

更重要的是，由于咖啡碱和茶碱的刺激，我们还会出现头痛、失眠等不适的症状，这就背离了我们以茶提神的初衷。浓茶非但没有减轻我们身心的疲劳，反而让我们更加劳累不堪。另外，酒醉之后也不宜喝浓茶。因为浓茶在缓解酒精刺激的同时又把更重的负担带给了肝脏，同样会对我们的身体造成损伤。

### 2. 忌隔夜

六忌中排在第二位的是"忌隔夜"。我国自古以来便流传下来以茶待客的传统。客人来了，奉上一杯香茶，暖手，喝上一口，暖心。如此，一杯茶就将主人对客人的一番心意传达得淋漓尽致。可是，如果来客并不喜欢喝茶，这杯茶就失去了暖心的功效，变成了一杯剩茶。客人走后，主人感到非常疲倦，没有及时清理茶具，这杯剩茶又成了隔夜茶。这杯一口未品的隔夜茶是否可以直接入口呢？

答案是"不"！隔夜茶是不适宜饮用的。究其原因，主要集中在两个方面：一是经过长时间的浸泡之后，茶中的营养元素基本上已经流失殆尽了。失去营养价值的茶就不能再发挥出应有的滋养身心的效用了。二是隔夜茶容易变质，对人体健康造成伤害。蛋白质和糖类是茶叶的基本组成元素，同时也是细菌和霉菌繁殖的养料。一夜工夫就足以使茶水变质，生出异味。若是这样的茶进入人体，我们的消化器官就会受到严重的伤害，导致腹泻等情况。

### 3. 忌冷饮

茶本性温凉，若是喝冷茶就会加重这种寒气，所以饮茶时还要"忌冷饮"。盛夏时节，天气炎热，骄阳似火，人们时常会感觉口渴。这时，很多人都会选择用一杯凉茶来防暑降温。实际上，这是一个误区。有医学实验证明，在盛夏时节，一杯冷茶的解暑效果远远不及热茶。喝下冷茶的人仅仅会感到口腔和腹部有凉意，而饮用热茶的人在 10 分钟后体表的温度会降低 1~2℃。

热茶之所以比冷茶更解暑，主要有以下几个方面的原因：第一，茶品中含有的茶多酚、糖类、果胶、氨基酸等成分会在热茶的刺激下与唾液更好地发生反应，这样，我们的口腔就会得到充分地滋润，心中也会产生清凉的感觉。第二，热茶拥有很出色的利尿功能，这样，我们身体中堆积的大量热量和废物就会随着尿液排出体外，体温也会随之下降。第三，热茶中的咖啡碱能够对控制体温的神经中枢起着重要的调节作用，热茶中芳香物质的挥发也加剧了散热的过程。第四，盛夏时节饮用热茶可以促进汗腺的分泌，加速体内水分的蒸发。第五，喝热茶比喝冷茶更能促进胃壁的收缩，这样，位于胃部的幽门穴就能更快地开启，茶中的有效成分就可以被小肠快速吸收。当这一系列工作完成之后，我们就会不再口渴，同时也会渐渐感觉到不再像原来那样热了。

另外，冷茶还不适合在吃饱饭之后饮用。若是在吃饱饭之后饮用冷茶，会造成食物消化的困难，对脾胃器官的运转产生极大的影响。拥有虚寒体质的人也不适宜饮用冷茶。饮用冷茶会使他们本来就阳气不足的身体变得更加虚弱，并且容易出现感冒、气管炎等症状。气管炎患者如果再饮用冷茶就会使体内的炎痰积聚，减缓机体的恢复。

### 4. 忌送药

通常情况下，人们都会有这样一种观念，就是茶可以解药，说的就是在生病吃药的时候不要用茶水来送服。其原因主要有两点：

一是因为茶水中含有鞣酸，它可以同许多药物发生化学反应，生成不易溶解的沉淀，从而影响药效的发挥。

二是因为茶水中含有咖啡因，它可以使中枢神经处于兴奋的状态，并与镇静催眠药和中枢镇咳药的作用相对抗，引起药物疗效下降；同时，咖啡因还可能使某些具有中枢兴奋作用的药物的兴奋作用加强，导致过度兴奋、失眠、血压升高等不良反应。

所以，在生病的时候要尽量避免喝茶，更不要用茶来送药。

### 5. 忌空腹

古人云："不饮空心茶。"由于茶叶中含有咖啡碱，空腹喝茶会使肠道吸收的过多，从而导致心慌、手脚无力、心神恍惚等症状。不仅会引发肠胃不适，影响食欲和食物消化，还可能损害神经系统的正常功能。

如果长期空腹喝茶，还会使脾胃受凉，导致营养不良和食欲减退等症状，严重的还会引发肠胃慢性病。另外，不要相信清晨空腹喝茶能清肠胃这个说法。清晨空腹喝一杯淡盐水或是蜂蜜水，才是比较好的清肠胃的方法。

### 6. 忌饭后

很多人喜欢在吃饱饭之后马上喝上一杯茶来帮助消食，其实这样的做法非常不科学，因为饭后马上喝茶会使正在消化食物的肠胃的负担进一步加重，而且茶叶中的鞣酸还会和蛋白质及铁质发生反应，阻止身体对蛋白质和铁质的吸收。由此可见，饭后立即饮茶不仅于消化吸收无益，反而会增加肠胃的负担。所以，饭后马上喝茶的习惯并非科学养生之举。

以上就是喝茶所要注意的"六忌"。当对喝茶禁忌的常识有所了解之后，我们就可以有效地避免一些失误，使茶滋养身心的效用发挥得更加淋漓尽致。

第二章 茶

# 了解茶性，看茶喝茶

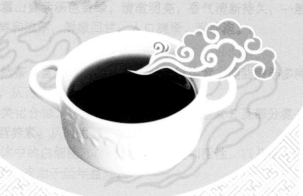

# 第一节　了解清香绿茶

绿茶是我国最主要的茶类，也是最古老的茶类。它属于无发酵茶，色泽嫩绿鲜亮，味道甘醇爽口。如今，古老的绿茶以其出色的抗衰老与抗癌功效成为人们日常生活中养生保健的新宠。

## 安吉白茶

安吉白茶，产于浙江省北部的安吉县，它的选料是一种嫩叶全为白色的珍贵稀有茶树，在特定的白化期内采摘，茶叶经冲泡后，叶底也呈现玉白色，因此称安吉白茶，但是，需要注意的一点是白色的嫩叶是按照绿茶加工工艺制成，所以，安吉白茶属于绿茶类，这是安吉白茶的一大特色。

另外，安吉白茶是根据一芽一叶初展至一芽三叶而划分品级的，优质的安吉白茶芽长于叶，干茶色泽金黄隐翠。

### 1. 茶的鉴赏

（1）从茶叶的外形上来看，安吉白茶扁直坚挺，"凤形"安吉白茶条直显芽，圆实匀整；"龙形"安吉白茶扁平滑润，纤直尖削，色泽翠绿，白毫显露，叶芽鲜活泛金边。

（2）从叶底看，叶底嫩绿明亮，芽叶明显可辨，脉络突显，叶张透明，茎脉清晰，色泽翠绿。

（3）从汤色和滋味来看，安吉白茶具有一种独特香味，且随着茶叶品级的增加，香气也越加清醇。汤色嫩绿润泽，鲜嫩高扬。同时，安吉白茶还鲜爽持久，清润甘爽，回味生津。

### 2. 保健功效

（1）安吉白茶的茶氨酸含量要比一般茶叶高 1～2 倍，有利于血液免疫细胞促进干扰素的分泌，提高机体免疫力。

（2）安吉白茶含微量元素、茶多酚类物质及维生素，能增强记忆力，保护神经细胞，缓解脑损伤，降低眼睛晶体混浊度，消除神经紧张，解除疲劳，护眼明目。

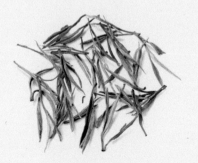

安吉白茶的干茶

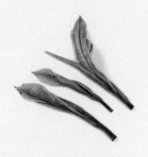

安吉白茶叶底

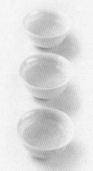

安吉白茶成品茶

（3）安吉白茶可促进脂肪酸化，能除脂解腻，具有瘦身美肤等效果，经常饮用可延年益寿。

**3. 茶的贮存**

安吉白茶成分较不稳定，可用镀有锡层的不透明塑料包装袋或者瓷质的瓶子。为防止茶叶氧化，影响茶汤品质，一定要进行密封，并存放于温度为 0 ~ 5℃的环境中，且需防止串味。

# 碧螺春

碧螺春，又称洞庭碧螺春，主产于江苏省苏州市吴县太湖的洞庭山，是中国十大名茶之一。碧螺春，名若其茶，色泽碧绿，形似螺旋，产于早春。

由于茶树与果树间种，所以碧螺春茶叶具有特殊的花香味，并以"形美、色艳、香浓、味醇"四绝闻名中外。当地茶农将碧螺春描述为："铜丝条，螺旋形，浑身毛，花香果味，鲜爽生津。"将它轻轻投入水中，茶即沉底，有"春染海底"的美誉。

**1. 茶的鉴赏**

（1）从茶叶的外形上来看，碧螺春以一芽一叶，银绿隐翠，条索纤细，卷曲成螺旋状，表面茸毛披伏，白毫毕露为真品，以一芽两叶，芽叶长短不一，色泽呈黄色和绿色为假品。

（2）从叶底看，碧螺春叶底柔软，嫩而纤细，叶质整齐均匀。

（3）从汤色和滋味来看，碧螺春以汤色微黄为优品，以汤色碧绿为次品。清香醇和，兼有花朵和水果的清香，鲜爽凉甜，素有"一酌鲜雅幽香，二酌芬芳味醇，三酌香郁回甘"的说法。

**2. 保健功效**

（1）碧螺春中含有的茶氨酸、儿茶素，可改善血液流动，防止肥胖、脑中风和心脏病。其中，儿茶素有较强的抗自由基作用，对癌症防治有益。

（2）碧螺春中的咖啡碱具有强心、解痉、松弛平滑肌的功效，能解除支气管痉挛，促进血液循环，是治疗支气管哮喘、止咳化痰、心肌梗死的良好辅助药物。

（3）碧螺春还具有防龋齿、利尿、杀菌抑菌，治疗痢疾，保健肾肝脏器等多重功效。

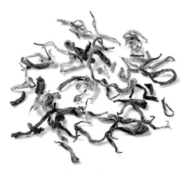

碧螺春的干茶

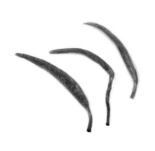

碧螺春叶底

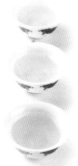

碧螺春成品茶

### 3. 茶的贮存

碧螺春的贮藏方法十分讲究。传统的贮藏方法是纸包茶叶，以袋装的块状石灰穿插其中用来干燥，并放置缸中，密封贮藏。但近年来有了新的形式，可以采用三层塑料保鲜袋包装，分层紧扎，隔绝空气，放在10℃以下冷藏箱或电冰箱内贮藏，可较长时间保持茶叶品质。

# 黄山毛尖

黄山毛尖，半烘半炒型绿茶，是我国的名茶之一，产于安徽省黄山区新明乡，是纯天然的高山花香型优品茶，在我国被誉为"国饮"。

黄山毛尖采摘期在清明至谷雨之间。按照采摘初展的一芽一叶至一芽三叶，它可划分为特级到三级不等的品级。主要经过采摘、摊凉、杀青、理条、烘干、贮藏等几道工序，集传统工艺和高科技含量于一体，保持了原有的天然营养成分，更突显特色。

### 1. 茶的鉴赏

（1）从茶叶的外形上来看，黄山毛尖以嫩绿起霜，条索紧结挺直，圆实有峰为优品。

（2）从叶底看，经过几巡的冲泡，以叶底细嫩柔软，肥厚明亮为优品。

（3）从汤色和滋味来看，黄山毛尖以汤色黄绿澄明，清香浓郁，经久不衰，醇厚回甘，鲜爽润滑为优品。

### 2. 保健功效

（1）黄山毛尖茶中含有的咖啡碱，具有止咳化痰，清热解毒，提神醒脑的作用。

（2）黄山毛尖中的茶碱有利尿的作用，可以治疗水肿、水滞留等问题。

（3）其含有的维生素C和茶多酚具有活血化瘀，消炎止痛，降血压，防止冠心病等功效。

### 3. 茶的贮存

黄山毛尖通常可封装在铁、木制的茶罐或薄牛皮纸中，注意开口密封。至于贮藏的环境，可放在冰箱内长期冷藏，也可放进干燥、封闭的陶瓷坛里，再把石灰袋放于茶包中间，石灰袋要定期更

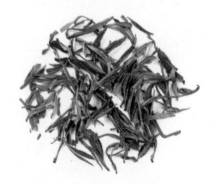

黄山毛尖的干茶

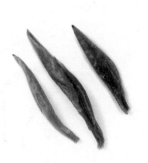

黄山毛尖叶底

黄山毛尖成品茶

换，并置于干燥、阴凉处。适宜的贮存可使黄山毛尖茶的品质和保健功效得到提高。

# 六安瓜片

六安瓜片，简称瓜片，又称片茶，是国际特种绿茶，被列入国家非物质文化遗产名录，又是中国十大历史名茶之一。它主要产于安徽省六安市裕安区，其中，金寨县齐山、黄石、里冲、裕安区黄巢尖和红石地区的六安瓜片茶品质最好。

六安瓜片采用独特的传统加工工艺制成，是形似葵花子的片形茶叶，通过原始生锅、芒花帚和栗炭拉火翻烘制成，由人工操作，翻炒共计81次，并且还要扳片、剔去嫩芽及茶梗，流程复杂，制作工艺精良。

## 1. 茶的鉴赏

（1）从茶叶的外形上来看，六安瓜片呈条形，条索紧结，色泽嫩绿，叶披白霜，明亮油润，大小均匀。

（2）从叶底看，六安瓜片叶底嫩黄均匀，叶边背卷，叶质均匀整齐，直挺顺滑。

（3）从汤色和滋味来看，冲泡后，谷雨前采摘的嫩茶色泽淡青，不均匀，有清香味；谷雨后采摘的茶色泽深青，均匀。中期茶有栗香，后期茶则有高火香。滋味微苦清淡，且品级越高味道越淡，不耐冲泡。

## 2. 保健功效

（1）六安瓜片是所有绿茶当中营养价值最高的茶叶，积蓄的养分多，所含的无机矿物质达27种，可有效美白养颜，延缓衰老，提高机体免疫力。

（2）六安瓜片中含有的茶多酚和氟可提神醒脑，消除疲劳，减小辐射，减少脏器损伤，防止龋齿和牙周炎。

（3）六安瓜片中含有的茶碱和儿茶素，能有效消除体内多余脂肪，降低胆固醇、血压，清除血液垃圾，促进血液循环。

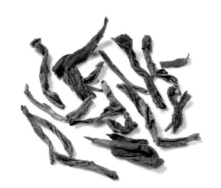

六安瓜片的干茶

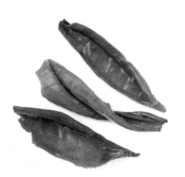

六安瓜片叶底

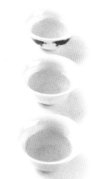

六安瓜片成品茶

### 3. 茶的贮存

六安瓜片的贮存对其品质的优劣有很大的影响，目前，家庭存储普遍采用镀锌的铁皮茶桶，最好是有双层盖的马口铁茶叶罐，用锡焊封。六安瓜片的贮存环境要求干燥、密封、避光，避免有异味，不能挤压，温度在 0 ~ 20℃之间。

# 蒙顶甘露

蒙顶甘露，产于四川省蒙山，在蒙顶茶中品质最佳，是中国最古老的名茶之一，被尊为茶中故旧，名茶先驱。

蒙顶甘露于春分时节开采，标准为单芽或一芽一叶初展，经过高温杀青、三炒三揉、解块整形、精细烘焙等工序，制作精良，工艺精湛，内质优异。蒙顶甘露是高山茶，宜采用上投法冲泡，先在玻璃杯或白瓷杯中注入开水，然后将茶叶投入，茶叶先徐徐下沉，待茶叶伸展开来，先观赏其形，再细细品尝，便能够感受到高山茶的独特风格。

### 1. 茶的鉴赏

（1）从茶叶的外形上来看，蒙顶甘露纤细嫩绿，油润光泽，紧卷多毫，身披银毫，叶嫩芽壮。

（2）从叶底看，蒙顶甘露叶底的茶芽嫩绿，柔软秀丽，叶质均匀整齐。

（3）从汤色和滋味来看，其汤色碧清微黄，清澈明亮；香气馥郁，滋味醇和甘甜，滑润鲜爽。

### 2. 保健功效

（1）蒙顶甘露内含有较多的茶多酚，茶多酚能够抑制细菌，减少细菌的扩散，保护肠胃黏膜，对消除肠道炎症，治疗痢疾有很好的功效。

（2）茶多酚还能抵消酒内含有的乙醇，醉酒后饮用蒙顶甘露能起到快速解酒的作用。

（3）蒙顶甘露含有的维生素类物质能阻断致癌物质亚硝胺的合成，从而起到抗癌症的效果。

（4）蒙顶甘露中的维生素和类黄酮，能够美白肌肤，抗衰老。

### 3. 茶的贮存

蒙顶甘露应该保存在干燥、避免阳光直射、无异味的环境中，对于家庭保存来说，当气温在

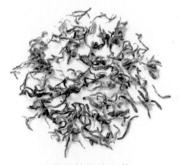

蒙顶甘露的干茶

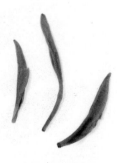

蒙顶甘露叶底

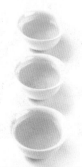

蒙顶甘露成品茶

10℃以上时，可置于冰箱内保存，当取出整袋茶叶后，必须在室内放置一阵，使袋内茶叶自然升温，当茶温与气温相近时才可开袋。此外，还可用硅胶、石灰等干燥剂去湿保鲜，或者用箔复合膜包装。

# 西湖龙井

西湖龙井，属于绿茶扁炒青的一种，是中国十大名茶之一，主要产于浙江杭州西湖的狮峰、龙井、五云山、虎跑一带，其中普遍认为产于狮峰的龙井品质最佳。此外，西湖龙井因自身"色绿、香郁、味甘、形美"四绝而著称，素有"绿茶皇后"的美誉。

清明节前采制的龙井茶叫"明前茶"或者"明前龙井"，美称"女儿红"，谷雨前采制的叫"雨前茶"，素有"雨前是上品，明前是珍品"的说法。

### 1. 茶的鉴赏

（1）从茶叶的外形上来看，西湖龙井以条形整齐，扁平光滑挺直，苗锋尖削，芽长于叶，色泽嫩绿光润为优品；随着品级的下降，茶身由小至大，茶表由滑润到粗糙，色泽由嫩绿到墨绿。

（2）从叶底看，西湖龙井叶底纤细柔嫩，整齐均匀，冲泡过后，芽叶肥硕成朵。

（3）从汤色和滋味来看，西湖龙井的春茶汤色碧绿黄莹，有清香或嫩栗香，滋味鲜爽浓郁，醇和甘甜；夏秋龙井茶汤色黄亮润泽，有清香但较粗糙，滋味浓郁，但略微苦涩。

### 2. 保健功效

（1）西湖龙井茶是未经发酵而制成，因此茶性寒，可清热、利尿、生津止渴，较适合体质强壮、容易上火的人饮用，是夏季的绝佳饮品。

（2）西湖龙井茶含氨基酸、叶绿素、维生素 C 等成分比其他茶叶多，营养丰富，可减肥养颜、延缓衰老、促进消化吸收。

（3）西湖龙井茶含有的儿茶素、咖啡碱等物质，可抑制血管老化，从而净化血液，抑制癌细胞的生成，还能够缓解支气管痉挛，促进血液循环。

### 3. 茶的贮存

家庭保存西湖龙井散茶可以选用铁听、瓷听或竹盒、木盒、纸盒等，如若采用有两层盖的听、盒、罐装茶，贮藏效果会更好，最好用块状石灰干燥。

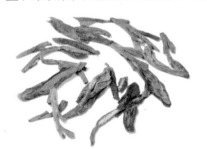

西湖龙井的干茶

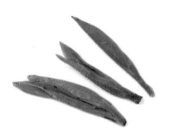

西湖龙井叶底

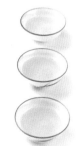

西湖龙井成品茶

# 第二节　了解浪漫红茶

红茶是一种饮用广泛的全发酵茶。它不仅色泽乌润，汤色红明，还生性温和。人们在日常生活中常以其与砂糖、奶酪、柠檬等不同滋味的物质进行调和，无不相互交融，相得益彰。收敛性弱、广交能容正是红茶最杰出品性的写照。

## 滇红茶

滇红茶，是云南红茶的统称，主要产于云南西南澜沧江西部。它由各种大叶红茶相拼配而成，主要有滇红工夫茶和滇红碎茶两种，前者是条形茶，后者是颗粒形碎茶。滇红茶一般通过加糖加奶调和饮用。加入糖或奶后的滇红茶香气依然馥郁浓醇，且效果更佳。滇红茶是世界茶叶市场上著名的红茶品种，它不仅畅销于国内市场，还远销欧洲、北美等国家和地区。

### 1. 茶的鉴赏

（1）从茶叶的外形上来看，滇红工夫茶条索紧结，芽壮叶肥，苗锋完整；滇红碎茶则颗粒重实、紧致匀齐，色泽乌黑光润。

（2）从叶底看，滇红茶色泽鲜亮色润，鲜嫩均匀。滇红工夫茶的特色为茸毫显露，毫色有淡黄、橘黄、金黄之分。

（3）从汤色和滋味来看，滇红茶汤色鲜红明亮，金圈突显，香味浓郁，滇红工夫茶滋味醇和；滇红碎茶滋味浓郁，富有刺激性。

### 2. 保健功效

（1）滇红茶含有的多酚类化合物，具有消炎杀菌、止渴消暑的作用，但肝火旺盛的人最好少饮滇红茶。

（2）滇红茶含有咖啡碱及茶多碱，具有利尿、提神醒脑、解毒、促进体内新陈代谢、提高机体免疫力的作用。

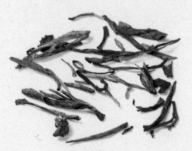
滇红的干茶

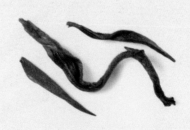
滇红叶底

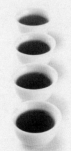
滇红成品茶

（3）滇红茶还具有延缓衰老、健胃消食、抗辐射、养颜排毒的功效。

**3. 茶的贮存**

滇红茶的贮存一般采用马口铁罐或者铁听，不宜和其他茶叶混合储存，以保持茶味纯正。滇红茶适宜的贮存环境是通风、无异味、干燥，避免阳光直射。

# 金骏眉

金骏眉，因其茶叶的形状似眉毛，加之"眉"还有寿者、长久的吉祥含意，便取名"金骏眉"。它产于武夷山国家级自然保护区内的高山上，以原生态小种野茶树为原料，采用正山小种红茶的传统工艺，全程手工制作，使得茶叶条形保持完好；并融合新技术制作出兰花香、蜜香、红薯香三种香型，同时，金骏眉茶饮还有牛奶红茶、冰红茶、清红茶三种，满足了消费者的多种需求。

金骏眉因成本高、原料少、产量低，一出世就极为珍贵，目前是中国高端顶级红茶的代表。

**1. 茶的鉴赏**

（1）从茶叶的外形上来看，金骏眉茶芽身骨较小，条索坚细紧结，卷曲且弧度大，其干茶色泽以金黄、褐、银、黑四色相间，且乌润光泽。

（2）从叶底看，金骏眉的芽头挺拔，叶底呈金针状，均匀完整，以色泽呈鲜活的古铜色为优品；以色泽呈红褐色为次品。

（3）从汤色和滋味来看，金骏眉的茶汤有金圈，以金黄明亮、清澈为优品；以色泽红褐、暗浊为次品。优质的金骏眉有集果香、甜香、花香于一体的综合性香味，蜜香馥郁，滋味醇厚，鲜活甘爽，余味持久，尤其耐高温冲泡。

**2. 保健功效**

（1）金骏眉茶中的咖啡碱和茶碱具有利尿、强心解痉、止咳化痰、消除疲劳、调节脂肪代谢等作用。

（2）金骏眉茶中含有的茶多酚、维生素和氟等物质，具有活血化瘀、防止动脉硬化、消炎杀菌、

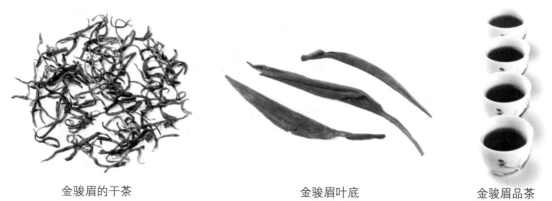

金骏眉的干茶          金骏眉叶底          金骏眉品茶

防龋齿等功效。

（3）金骏眉中的黄酮类物质具有调节人体酸碱平衡、抑制癌细胞生长，抗癌防癌等作用。

### 3. 茶的贮存

金骏眉在家庭储藏时，可用锡罐、陶罐、铝塑复合袋、小松木箱甚至暖水瓶进行存放，其中，使用暖水瓶贮存茶的时候最好用软木塞，并以白蜡封口。另外，金骏眉的贮存环境忌久露受潮和高温，不宜阳光直射，保持干燥、密闭、无异味即可。

# 九曲红梅

九曲红梅，简称"九曲红"，又称九曲乌龙，是工夫红茶中的一种，因其色泽红润、香气逼人如红梅而得名。它主要产于杭州西南郊区附近，尤以湖埠大坞山者为上品，是西湖区另一闻名产品，被评为杭州市"九绿一红"十大名茶之一。九曲红梅已有二百多年的历史，堪称红茶中的珍品。

### 1. 茶的鉴赏

（1）从茶叶的外形上来看，九曲红梅条索紧细，弯曲匀齐，表面金色茸毫披伏，乌黑油润。

（2）从叶底看，九曲红梅以叶底色泽红亮油润，柔软均匀为优品；以色泽深暗，多乌条为次品。

（3）从汤色和滋味来看，九曲红梅以汤色鲜亮红艳，金圈突显的为优品；以汤色深浊的为次品；以香气馥郁，带有一定刺激性的为优品；以香气不纯、带有青草气的为次品。冲泡之后的九曲红梅鲜爽可口，喉口回甘，韵味悠久。

### 2. 保健功效

（1）九曲红梅含有的多酚类有抑制破坏骨细胞物质的作用，能够有效防止骨质疏松，还可以消食除腻、解渴养胃、促进食欲、消除水肿、强壮心肌功能等。

（2）九曲红梅具有解酒的功效，可明目提神、消除疲劳、消脂减肥、美容养颜。

（3）九曲红梅还可以搭配柠檬饮用，健壮骨骼效果更佳，是适合经常饮用的健康饮品。

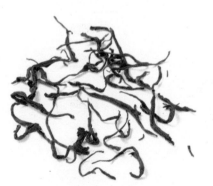

九曲红梅的干茶

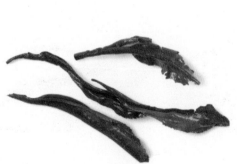

九曲红梅叶底

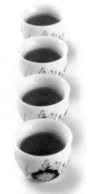

九曲红梅成品茶

**3. 茶的贮存**

可用锡箔纸或者锡罐、陶罐等放置，放置前要确保罐内无异味。在密封好后，将其置于干燥、阴凉的环境中即可。

# 祁门红茶

祁门红茶，简称祁红，是我国传统工夫红茶的精品，产于安徽省祁门一带，茶叶的自然品质以祁门的历口、闪里、平里一带最优。它因制作原料为鲜嫩茶芽的一芽二叶、三叶，十分精致，且经过初制、揉捻、发酵等多道工序，使得自身香气持久馥郁，似果香又似兰花香，国际茶市上专门称之为"祁门香"，有"祁红特绝群芳最，清誉高香不二门"之说，祁门红茶更是因此被冠以"群芳最""王子香""红茶皇后"等美誉。

**1. 茶的鉴赏**

（1）从茶叶的外形上来看，祁门红茶以条索紧结纤秀，乌黑润泽，金毫显露，均匀整齐为优品。

（2）从叶底看，祁门红茶以叶底薄厚均匀，色泽棕红明亮，叶脉清晰紧密，叶质柔软为优品。

（3）从汤色和滋味来看，祁门红茶汤色明红油润，金圈突显，浓醇稠和，香气纯正，鲜活回甘。

**2. 保健功效**

（1）祁门红茶含有的碱性物质，可利尿、提神醒脑、增强记忆力；它还是极佳的运动饮料，能够增强运动持久力。

（2）祁门红茶中的多酚类化合物具有止渴消暑、消炎杀菌等作用，若加以牛奶或糖饮用，将有效修复胃黏膜，治胃养胃。

（3）祁门红茶还具有预防龋齿、降血糖、降血压、抗癌、舒展血管、提高机体免疫力等功效。

**3. 茶的贮存**

祁门红茶适宜存放于常温、密闭、干燥、无异味、避免阳光直射的地方。家庭储藏一般采用塑料袋，但应注意选取食品包装袋，袋材厚实且洁净，也可用铁听储存，注意开口密封。

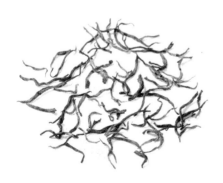

祁门红茶的干茶

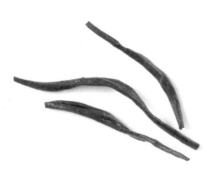

祁门红茶叶底

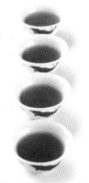

祁门红茶成品茶

# 政和工夫

政和工夫，产于福建省北部，以政和县为主产区，与坦洋工夫、白琳工夫齐称福建省三大工夫茶。政和工夫茶是条形茶，按品种可分为大茶和小茶。它的成品茶是以大茶为主体，适当拼配从小叶种茶树群体中选制的具有馥郁花香的小茶。政和工夫的各级工夫茶也是按照二者之间不同比例拼配而成。同时，政和工夫茶还要经过萎凋、揉捻、发酵、烘焙、精制、拼配等多道复杂工序，因此又以制作精细，颇费工夫而得名。

### 1. 茶的鉴赏

（1）从茶叶的外形上来看，政和工夫大茶条索重实紧结，小茶则条索纤细坚紧。政和工夫的成品茶条索肥壮圆实、均匀整齐，色泽乌润，毫芽金黄突显。

（2）从叶底看，政和工夫大茶叶底肥硕尚红，小茶则叶底红润整齐，大小均匀。

（3）从汤色和滋味来看，政和工夫以茶汤色泽红润，香气浓郁鲜爽，似罗兰香，滋味醇厚为优品；以汤色深红而浑浊，香气浓烈腻人为次品。

### 2. 保健功效

（1）政和工夫茶具有温胃健脾、升清降浊、消食导滞、提神益思等功用，因此有胃肠虚寒、腹胀便溏症状的人适宜经常饮用。

（2）政和工夫茶中含有丰富的茶多酚，有调节机体新陈代谢，抑制脂质过氧化的作用，因而具有显著的抗衰老、美容效果。

（3）政和工夫茶抗菌能力强，用其漱口可防滤过性病毒引起的感冒，预防蛀牙和食物中毒，调节血糖与血压，强壮心脏功能。

### 3. 茶的贮存

可用陶瓷罐盛装，并用石灰袋来保持罐内空间干燥、无异味；还可用瓦坛或者小口铁箱储存，并用装有木炭的小袋穿插其中，同时均要注意密封开口。避免阳光直射、干燥、阴凉即可。

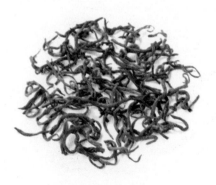
政和工夫的干茶

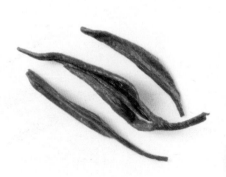
政和工夫叶底

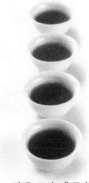
政和工夫成品茶

# 第三节　了解浓香清茶

　　青茶又名乌龙茶，是一种介于绿茶与红茶之间的半发酵茶。"绿叶红镶边"是其最大的特点。同时，青茶还集中了绿茶与红茶的优点，保持了醇厚的口感，并有"七泡有余香"之称。不仅如此，它还是人们在日常生活中抗衰防癌的上佳之选。

## 安溪铁观音

　　安溪铁观音，又称红心观音、红样观音，主产于福建省安溪。它具有独一无二的"观音韵"，以其香高韵长、醇厚甘鲜、品格超凡的特点而驰名中外，并以此跻身于中国十大名茶和世界十大名茶之列。

　　安溪铁观音生性娇弱，抗逆性较差，产量较低，有"好喝不好栽"之说。在实际生产过程中，它通常按照"开采适当早，中间刚刚好，后期不粗老"的原则科学采茶。

### 1. 茶的鉴赏

　　（1）从茶叶的外形上来看，优质的安溪铁观音茶条卷曲、条索肥壮、圆实紧结，均匀整齐，整体形状似蜻蜓头、螺旋体、青蛙腿，色泽鲜润，砂绿显著，叶表带白霜。

　　（2）从叶底看，安溪铁观音叶梗红润光泽，叶片肥厚柔软，叶面呈波纹状，称"绸缎面"。

　　（3）从汤色和滋味来看，安溪铁观音以汤色金黄，香韵显著，带有兰花香或者生花生仁味、椰香等各种清香味，鲜爽回甘为优品；以汤色暗红，香气寡淡为次品。

### 2. 保健功效

　　（1）铁观音中含有多酚类化合物，能防止过度氧化，清除自由基，从而达到延缓衰老的目的。

　　（2）铁观音中的茶多酚类化合物和维生素类可以防止动脉硬化、暑热烦渴、风热上犯、水肿尿

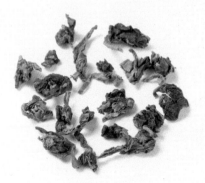

铁观音的干茶

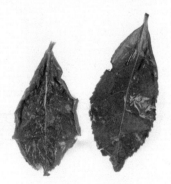

铁观音叶底

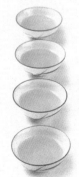

铁观音成品茶

少、消化不良、湿热腹泻等。

（3）铁观音茶叶经发酵后，咖啡碱的含量增加，具有抗衰老、抗癌症、防治糖尿病、减肥健美、防治龋齿等功效。

### 3. 茶的贮存

市场上的铁观音茶基本上采用真空压缩包装法，并附有外罐包装，如果短期内就会喝完，一般只需放置在阴凉处，避光保存即可，如果需要长期保存的话，建议在速冻箱里－5℃保鲜，这样可达到最佳效果。但如果要喝出铁观音茶的新鲜味道，建议放置最多不要超过一年，以半年内喝完为佳。

# 凤凰水仙

凤凰水仙，主要产于广东省潮安县凤凰山区，在广东潮安、饶平、丰顺、焦岭、平远等县也有分布。它分单枞、浪菜、水仙三个级别。其中凤凰单枞最具特色，素有"形美，色翠，香郁，味甘"的美誉，主要销往广东、港澳地区，也远销日本、东南亚、美国等地。

凤凰水仙茶既可以用来制成乌龙茶，又可以制成白茶和红茶，它的选料是水仙茶树鲜叶，采摘标准为驻芽后第一叶开展到中开面时最为适宜，经晒青、晾青、炒青、揉捻、烘焙等复杂工艺制作而成。凤凰水仙有天然花香，耐冲泡，且素有"一泡闻其香；二泡尝其味；三泡饮其汤"的说法。

### 1. 茶的鉴赏

（1）从茶叶的外形上来看，凤凰水仙叶型较大，呈椭圆形，条索紧结，挺直肥大，叶面平展，前端多突尖，叶尖下垂似鸟嘴，故当地称为"鸟嘴茶"。

（2）从叶底看，凤凰水仙叶底均匀整齐，肥厚柔软，带有红色边缘，叶腹黄亮，叶齿钝浅。

（3）从汤色和滋味来看，凤凰水仙的成品茶汤色橙黄，清澈明亮，茶碗内壁显露金圈；制成红茶，汤色红艳润泽。此外，凤凰水仙味道浓醇甘甜，鲜爽滑润，香气馥郁浓烈。

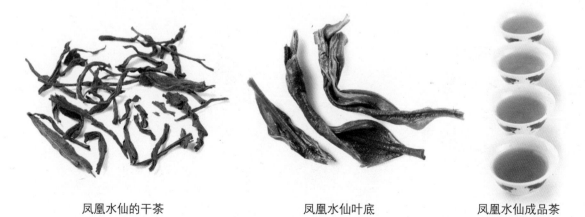

凤凰水仙的干茶　　　　　　　凤凰水仙叶底　　　　　　　凤凰水仙成品茶

## 2. 保健功效

（1）凤凰水仙茶抗寒性强，可温胃养胃，提高机体抵抗力，调节机体新陈代谢，综合提升身体素质。

（2）凤凰水仙中含有大量的茶多酚，可以提高脂肪分解酶的作用，降低血液中的胆固醇含量，有降血压、血脂，防止血稠度升高，预防心血管疾病，抗氧化、防衰老及防癌等作用。

## 3. 茶的贮存

凤凰水仙茶叶的贮藏应放置于避光、清洁、干燥、无异味、紧闭的器具里，减少与空气接触，才能保证茶叶不受潮、不串味、不变质。小包装茶叶采用铝塑复合袋，可用抽气充氮技术，保持一年以上不变质。

# 水金龟

水金龟，因茶树枝条交错，形似龟背上的花纹，茶叶浓密且闪光，模样宛如金色龟而得此名。它是武夷岩茶"四大名枞"之一，产于武夷山区牛栏坑社葛寨峰下的半崖上。

水金龟每年5月中旬采摘，选料以二叶或三叶为主，它既有铁观音之甘醇，又有绿茶之清香，是茶中珍品。同时，水金龟因自身绝佳的保健功效，获得"健康之宝"的美誉，国际茶界评价水金龟是"万物之甘露，神奇之药物"。

## 1. 茶的鉴赏

（1）从茶叶的外形上来看，水金龟以条索肥硕，弯曲均匀，自然松散，色泽墨绿，油润光亮为优品；以条索紧结，色泽暗淡为次品。

（2）从叶底看，水金龟叶底柔软光泽，肥厚均匀，整齐红边带有朱砂色，称之为绿叶红镶边。

（3）从汤色和滋味来看，水金龟茶汤色泽金黄，润泽澄澈，有淡雅的花果香，清细幽远，滋味醇和甘甜，润滑爽口，岩韵显露，浓饮且不见苦涩。

## 2. 保健功效

（1）水金龟茶中的茶多酚，有助于清除人体内自由基，延缓衰老，降低血液中胆固醇、三酰甘油含量，减少脂质沉积，并对血液黏度下降、减少血液高凝状态、防止血栓形成均有明显的效果。

（2）水金龟可减少主动脉内膜质斑块和含量，降低毛细血管脆性，增强抗性，从而防治心血管疾病。

（3）水金龟茶中的儿茶素对胃黏膜起收敛作用，适当抑制了胃液的分泌，治胃养胃，增强对消化器官的保健。

（4）水金龟还具有止渴、兴奋神经中枢、消减疲劳、醒酒、沉淀有害离子、消炎杀菌、抑制病毒、抗辐射等功效。

## 3. 茶的贮存

水金龟新茶的贮藏都要有一个"再干燥"的过程，可先将整袋茶叶在生石灰缸内放置48小时以

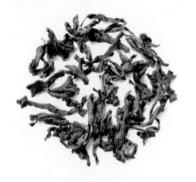
水金龟的干茶

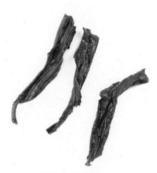
水金龟叶底

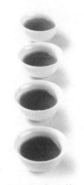
水金龟成品茶

驱净潮气，确保茶叶干燥，家庭贮存通常可用陶瓷坛或者双层的金属罐，也可用充氮气和冰箱冷藏的方式，它的存储环境宜为避光、防潮、低温。

# 武夷大红袍

　　武夷大红袍，主要产于福建省北部的武夷山地区，是武夷山"四大名枞"之首，也是中国十大名茶之一。因既具有绿茶之清香，又蕴含红茶之甘醇，武夷大红袍被誉为"武夷茶王"，且素有"茶中状元"之美誉。

　　大红袍茶树为灌木型，九龙窠陡峭绝壁上仅存4株，产量稀少，被视为稀世之珍。它以精湛的工艺特制而成，成品茶品质独特，香气浓郁，滋味醇厚，饮后回味无穷，堪称乌龙茶中的明珠，乃岩茶之王。此茶18世纪传入欧洲后，备受当地群众的喜爱，曾有"百病之药"美誉。

### 1. 茶的鉴赏

　　（1）从茶叶的外形上来看，武夷大红袍条索紧结，肥壮匀整，略带扭曲条形，俗称"蜻蜓头"，色泽绿褐鲜润。

　　（2）从叶底看，武夷大红袍叶底均匀光亮，茶叶边缘有朱红或者红点，中央叶肉呈黄绿色，叶脉为浅黄色。

　　（3）从汤色和滋味来看，武夷大红袍很耐冲泡，汤色橙黄，艳丽澄澈，有独特的兰花香，香气馥郁持久，"岩韵"明显，滋味醇和清爽，喉口回甘。

### 2. 保健功效

　　（1）武夷大红袍中的咖啡碱能兴奋中枢神经系统，松弛平滑肌，帮助人们振奋精神、消除疲劳、促进血液循环，可辅助治疗支气管哮喘、止咳化痰等。

　　（2）武夷大红袍含有的茶碱具有利尿作用，可治疗水肿、水滞留，利用红茶糖水的解毒、利尿作用还能治疗急性黄疸型肝炎。

　　（3）武夷大红袍含有的茶多酚类化合物和黄酮类物质，可以抑菌抗菌、消脂减肥、抑制癌细胞等。

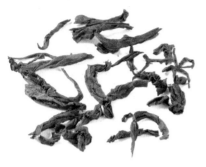

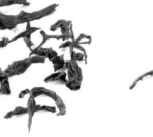

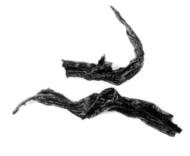

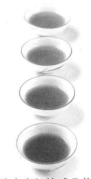

武夷大红袍的干茶　　　　　　　　武夷大红袍叶底　　　　　　　　武夷大红袍成品茶

### 3. 茶的贮存

武夷大红袍比较耐储藏，家庭保存时，储藏温度要求一般在20℃以下即可。如果保管得当，密封、干燥、避光，可以储藏三年以上，而且香味的损失不大，储存越久，滋味反而会更加醇厚。但大红袍茶的条索肥壮易碎，不宜使用真空包装，一般采用硬质包装，内袋用铝箔袋或者塑料袋包装比较好。每次取茶后，要将袋口扎紧，避免茶叶的香气受损，或者买些密封性能好的不锈钢茶叶罐存放。

# 高山乌龙

高山乌龙，又称软枝乌龙、金萱茶，是一种介于绿茶和红茶之间的半发酵茶，主要产于中国台湾南投县、嘉义县等地。

高山乌龙茶在每年清明节前后采摘，其采摘标准为一芽一叶初展或一芽二叶初展，主要经过萎凋、摇青、杀青、重揉捻、团揉等多道工序，最后经文火烘干，由精致复杂的工艺制作而成。高山乌龙茶品种比较多，主要有杉林溪、文山、金萱等种类，其品质与成就向来遥遥领先。高山乌龙茶是世界有名的茶叶，也是我国台湾最具代表性的名茶。同时，它在中国大陆和海内外都有很广阔的市场。

### 1. 茶的鉴赏

（1）从茶叶的外形上来看，高山乌龙茶以形如半球或者球状，条索肥壮，紧结有致，有一芽二叶为优品；以外形松散，茶条萧索为次品。

（2）从叶底看，在多次冲泡后，高山乌龙以叶芽柔软肥厚，色泽黄中带绿，叶片边缘整齐均匀为优品；以叶底破损不完整，而且伴有混浊现象产生为次品。

（3）从汤色和滋味来看，高山乌龙茶以汤色橙黄中略泛青色，清澈剔透，口感爽滑，有青甜味或青果味，回甘明显，清香持久为优品；以色泽单纯清澈，并没有青色，入口之后会有青涩感，没有回味的余地为次品。

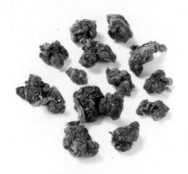
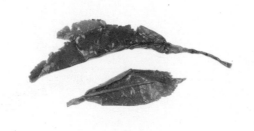
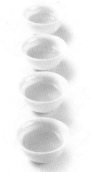

| | | |
|---|---|---|
| 高山乌龙的干茶 | 高山乌龙叶底 | 高山乌龙成品茶 |

### 2. 保健功效

（1）高山乌龙茶茶汤中阳离子含量多而阴离子少，是碱性食品，可以帮助体液维持碱性，调节机体平衡，以保持身体健康。

（2）高山乌龙茶可以补充人体所需的营养元素，如茶多酚类、植物碱、蛋白质、氨基酸、维生素、果胶素、有机酸、脂多糖、糖类、酶类等。这些成分在别的茶叶中没有这么高的含量，其对人体的保健功能非常可观。

（3）高山乌龙茶含有丰富的钾、钙、镁、锰等11种矿物质，可防止高血压、蛀牙等。

（4）高山乌龙茶中含有的单宁酸，可以促进脂肪的代谢，降低血液中的胆固醇含量，有效帮助消脂减肥。

### 3. 茶的贮存

高山乌龙茶的保存除了要具备密封、干燥、避光、防异味等这些常规条件外，还要格外注意贮存的温度。一般情况下，贮存高山乌龙的室温最好不要超过10℃，如果天气比较热，在冰箱内冷藏为宜。但冷藏也要注意不要与有异味的物品放到一起，以免影响高山乌龙茶的品质。

# 铁罗汉

铁罗汉茶，无性系品种，是武夷传统名枞之一，主要产于我国闽北"秀甲东南"的名山武夷。铁罗汉茶在国内外拥有众多的爱好者，近年来也远销东南亚、欧美等国。

武夷铁罗汉具有绿铁罗汉之清香，红铁罗汉之甘醇，是铁罗汉中之极品。成品铁罗汉茶香气浓郁，滋味醇厚，有明显岩韵特征，品饮之后香气常留唇齿之间，经久不退，即使冲泡多次，仍然存有铁罗汉的桂花真味。

### 1. 茶的鉴赏

（1）从茶叶的外形上来看，铁罗汉茶叶片水平生长，叶呈长椭圆或椭圆形，条索紧结，色泽绿褐鲜润，均匀整齐，叶尖钝，芽叶紫绿色，茸毛较少。

（2）从叶底看，铁罗汉茶叶缘微波，叶质肥厚但脆，叶心淡绿带黄。

（3）从汤色和滋味来看，茶汤橙黄明亮，润泽浓艳，澄澈剔透，有铁罗汉独特香气，冷调的花香，香久益清，滋味浓醇细腻，浓饮而不苦涩，爽口回甘。

## 2. 保健功效

（1）铁罗汉茶中含有的茶多酚进入人体后能与致癌物结合，令致癌物分解，降低其致癌活性，从而抑制致癌细胞的生长，同时，铁罗汉中的儿茶素类物质和脂多糖物质可减轻辐射对人体的危害，对造血功能有显著的保护作用。

（2）铁罗汉茶可以防治由于吸烟引发的白内障，它含有比一般蔬菜和水果都高得多的胡萝卜素，胡萝卜素不仅有防止白内障、保护眼睛的作用，还能够防癌抗癌。此外，铁罗汉可以补充由于吸烟所消耗掉的维生素C，以保持人体内产生和清除自由基的动态平衡，增强人体的抗病能力。

（3）胃寒的人，不宜过多饮铁罗汉，神经衰弱者和患失眠症的人，睡前不宜饮铁罗汉，更不能饮浓铁罗汉，不然会加重失眠症，正在哺乳的妇女也要少饮铁罗汉，因为铁罗汉对乳汁有收敛作用。

## 3. 茶的贮存

铁罗汉茶既有不发酵茶的特性，又有全发酵茶的特性，但又不像绿茶那么脆弱，因此除了在存储时要保持避免阳光直射、干燥、无异味的环境外，如若放入冰箱冷藏，不同于绿茶保持1年期，它最久可保持2～3年。

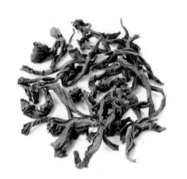

铁罗汉的干茶

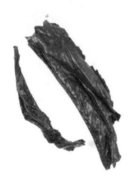

铁罗汉叶底

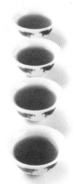

铁罗汉成品茶

# 第四节  了解鲜醇白茶

白茶是我国的特产,属于轻微发酵的茶类。优质的白茶布满白毫,外形呈现针状且熠熠发光,汤色与叶底都显得浅淡明净。它生性清凉,具有退热降火的功效。人们熟知的白毫银针、白牡丹均是白茶中的珍品。

## 白毫银针

白毫银针,简称银针,又称白毫。它是白茶中的珍品,主要产于福建省福鼎、政和两县,有着"茶王""茶中美女"的美誉。

白毫银针的采摘非常严格,有"十不采"之称。分别是雨天不采,露水未干不采,紫色芽头不采,细瘦芽不采,虫伤芽不采,风伤芽不采,开心芽不采,人为损伤不采,空心芽不采,病态芽不采。此外,它的制作工艺较为简单,只用萎凋和烘焙两道工序。待茶芽自然地完成缓慢变化之后,白毫银针特有的风味品质就逐渐散发出来。

### 1. 茶的鉴赏

(1)从干茶的外形品质来看,以毫心肥壮、色泽银白闪亮的干茶为优品,以芽头瘦弱、短小、色彩灰暗的干茶为次品。

(2)从叶底来看,优质银针茶的叶底主要呈黄绿色,存放一段时间之后会稍稍呈现红褐色。除此之外,均匀整齐也是其重要的特点;而次品的叶底则杂乱无章,颜色也显晦暗。

(3)从汤色和滋味来看,优质银针茶冲泡之后,茶汤略呈杏黄色,其中北路银针味道清鲜爽口,而南路银针则滋味浓厚,香气清鲜。

### 2. 保健功效

(1)白毫银针味温性凉,"功同犀角",有祛湿退热、健胃提神的功效,经常饮用能够防疫祛病。

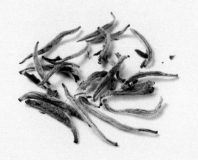

白毫银针的干茶

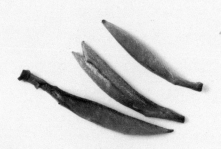

白毫银针叶底

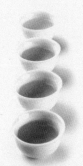

白毫银针成品茶

（2）白毫银针含有活性酶、维生素 E 等营养物质，可用于风热感冒、牙痛、麻疹等病的治疗，还可以用于降血压、降血脂、抗肿瘤、安神、抗辐射等。

### 3. 茶的贮存

白毫银针的成分相当不稳定，贮藏之前先要用手轻轻捏一捏茶叶，如果呈粉末状就可以进行贮藏。贮藏的环境适宜选择通风干燥之处，不可放于高温曝晒或潮湿不洁之处，且茶叶周围不宜同时放有樟脑等有强烈气味的物品。特别是夏季，最好将白毫银针放入铁罐密封之后再放入冰箱中冷藏。

# 白牡丹茶

白牡丹茶是我国福建省的名茶，属于轻微发酵的白茶。由于它的芽叶身披白茸毛，形似花朵，冲泡之后更像是一朵朵绽放的牡丹花，故此得名。

白牡丹茶是白茶中的上乘佳品，主要产于福建省的建阳、松溪、政和、福鼎等县。正宗的白牡丹茶主要采用传统工艺制作而成，只经过萎凋和焙干两道工序，其中萎凋火候的掌握非常重要。另外，它的采摘也极为讲究。除了以春茶为主外，白牡丹茶的采摘还需要遵守"三白"，即芽、一叶、二叶都要求有白色茸毛。

### 1. 茶的鉴赏

（1）从茶叶的外形上来看，白牡丹茶有着两叶抱一芽的特点。它的芽叶相连，成"抱心形"，毫心肥壮，呈银白色，叶态自然伸展，叶子背面布满了洁白的茸毛。

（2）从叶底看，优质的白牡丹茶的叶底主要呈现浅灰色。它不仅肥嫩，而且均匀完整，叶脉也微微现出红色；次品则叶底破碎暗杂。

（3）从汤色和滋味来看，冲泡过后的白牡丹，茶汤清澈明净，呈现橙黄或是杏黄的颜色。它的滋味更是鲜醇爽口有回甘，特别是还弥散着鲜嫩持久的毫香。

### 2. 保健功效

（1）白牡丹茶性凉味甘，具有清凉解暑、生津止渴、清肝明目、润肺清热、退热降火的功效。

（2）茶多酚和氨基酸含量较多，具有镇静降压、提神醒脑、防辐射、防癌抗癌等功效。

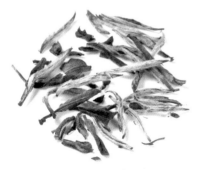
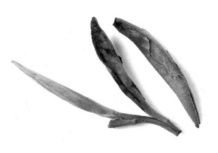
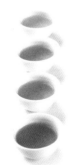

白牡丹的干茶　　　　　　　白牡丹叶底　　　　　　　白牡丹成品茶

### 3. 茶的贮存

白牡丹茶中的成分相当不稳定，贮存时一定要注意将茶叶密封之后放于通风干燥、无异味无污染的阴凉之处。此外，在进行家庭贮藏时，最好将白牡丹放入茶叶罐密封后放入冰箱的冷藏室。

# 寿眉

寿眉，有时又称为贡眉，是以菜茶芽叶制成的"小白"为原料制作而成的白茶。它是白茶中产量最多的品种，主要分布于福建省福鼎、建阳、浦城、建瓯等地，其历史悠久，尤其是福鼎的寿眉有"茶叶活化石"的美誉。寿眉的采摘标准非常严格，通常情况下要求一芽二叶或是一芽三叶，并且要求芽叶必须含有壮芽和嫩芽。

### 1. 茶的鉴赏

（1）从茶叶外形上来看，优质的寿眉色泽翠绿，形状好像眉毛，芽叶之间有白毫，而且毫心明显，数量较多。

（2）从叶底来看，寿眉佳品的叶底较为鲜亮均匀，显得非常柔软整齐。迎着阳光看去，寿眉的叶脉会呈现红色。

（3）从汤色和滋味来看，优质寿眉冲泡之后，茶汤会呈现深黄或是橙黄的色彩。饮上一口，醇厚爽口之感便会充满口腔，鲜纯的香气也会萦绕在周围。

### 2. 保健功效

（1）寿眉茶具有明目降火、清凉解毒、防暑降温的功效，可以治疗"大火症"。

（2）寿眉茶中含有人体必需的活性酶及多种营养物质，具有很好的抗癌、杀菌作用。除此之外，饮用寿眉茶还能有效地促进脂肪的分解代谢，促进血糖平衡。

### 3. 茶的贮存

寿眉茶叶极易吸收异味，茶叶买回之后需要先用纸包好，再用两层食品袋包裹好密封，放于通风干燥的阴凉之处，不宜与樟脑丸、香皂等有异味的物品放在一起。由于寿眉在含水量达到 8.8% 以上就可能发霉，所以贮藏时要注意避免潮湿的环境。同时，低温、避光保存对于寿眉来说也很重要。

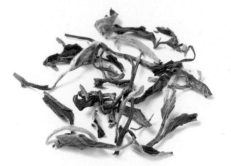

寿眉的干茶

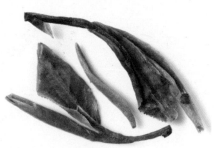

寿眉叶底

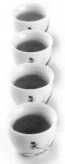

寿眉成品茶

# 第五节　了解淡雅黄茶

黄茶芽叶细嫩，香气清幽，滋味醇和，具有"黄叶黄汤"的特点。它属于轻发酵茶，由于其富含茶多酚等营养物质，且鲜叶中的天然物质保留程度较高，所以黄茶对于杀菌消炎、防癌抗癌等方面的疗效有着其他茶叶无法比拟的特殊效果。

## 君山银针

君山银针，又称白鹤茶，产于湖南省岳阳洞庭湖中的君山，是中国十大名茶之一。它形细如针，故得此名。又因其成品茶芽头苗壮，大小均匀，内呈橙黄色，外裹一层白毫，故得雅号"金镶玉"。

君山银针的采制要求很严格，如采摘茶叶的时间只能在清明节前后 7 ~ 10 天内，以春茶首轮嫩芽制作，还规定了 9 种情况下不能采摘，即雨天、风霜天、虫伤、细瘦、弯曲、空心、茶芽开口、茶芽发紫、不合尺寸等。冲泡时，茶叶三落三起，蔚为趣观。

### 1. 茶的鉴赏

（1）从茶叶的外形上来看，君山银针的优质茶芽头圆实，条索紧结挺直，芽身金黄，满披银毫。

（2）从叶底看，君山银针叶底明亮嫩黄，叶质均匀，以冲泡时银针竖起为优品，以冲泡后银针不能竖立为次品。

（3）从汤色和滋味来看，君山银针汤色橙黄鲜亮，香气清鲜，滋味醇和，甘甜爽滑。

### 2. 保健功效

（1）君山银针茶性凉，色黄入脾，具有很好的健脾化湿，消滞和中的作用。

（2）君山银针中含有的消化酶和茶多酚对缓解消化不良，食欲不振效果明显，并具有减肥的功效。

（3）君山银针中含有较多的茶多酚、咖啡碱、维生素、可溶糖等营养成分和微生物成分，具有抗癌症、抗衰老、调节机体新陈代谢的作用。

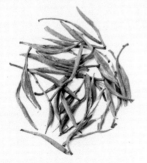

君山银针的干茶

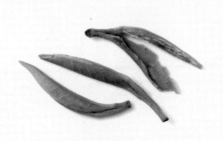

君山银针叶底

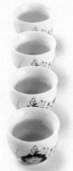

君山银针成品茶

### 3. 茶的贮存

君山银针如果储存不当，很容易就会失去清香而变质，因此要格外注意。在贮存的时候，可用箱子来封存，在箱底铺上捣碎的热石膏，并于上垫两层纸，将茶叶用皮纸分装，切记封好箱盖。石膏应定期更换，以确保干燥的内部空间，这样就可以保证君山银针的优质品味。

# 蒙顶黄芽

蒙顶黄芽，属于黄茶中的黄芽茶类，是中国历史上最有名的贡茶之一，产于四川蒙山，有"琴里知闻唯渌水，茶中故旧是蒙山"的说法。

蒙顶黄芽也具有"黄叶黄汤"的品质特征，它的采摘标准很严格，一般采摘于春分时节，通常选圆肥单芽和一芽一叶初展的芽头，采摘时严格做到"五不采"，即紫芽、病虫为害芽、露水芽、瘦芽、空心芽不采，经复杂工艺制作而成。

### 1. 茶的鉴赏

（1）从茶叶的外形上来看，蒙顶黄芽的成品茶条索匀齐，芽条匀整，芽叶细嫩，芽毫显露，扁平挺直，色泽嫩黄油润。

（2）从叶底看，蒙顶黄芽茶的叶底全芽，色泽明黄鲜活，芽叶均匀整齐，直挺扁平。

（3）从汤色和滋味来看，蒙顶黄芽以汤色嫩黄透澈，润泽明亮为优品；以汤色浑浊、黯淡为次品。蒙顶黄芽有一种独特的甜香，芬芳浓郁，鲜味十足，口感爽滑，滋味醇和。

### 2. 保健功效

（1）蒙顶黄芽茶茶性温和，擅温胃养胃、消食健脾、生津止渴、明目养神等。

（2）蒙顶黄芽富含茶多酚、氨基酸、可溶糖、维生素等丰富营养物质，对预防食道癌有明显的功效。甚至有不少食道癌患者，将蒙顶黄芽茶作为辅助治疗的饮品和药物。

（3）蒙顶黄芽茶叶中保有大量天然物质，它们对预防癌症、抵抗癌变、杀菌消炎、降脂减肥有良好功效。

### 3. 茶的贮存

蒙顶黄芽若正确储存，一年后还可保持纯正的品质。家庭消费中，一般购买的是小包装的茶叶，

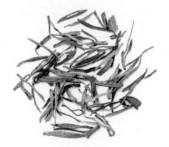

蒙顶黄芽的干茶

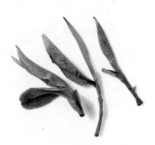

蒙顶黄芽叶底

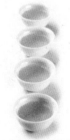

蒙顶黄芽成品茶

为最大限度减少饮用过程中的质变，应该将茶叶分批放置，以防止挤压，损坏茶叶外形。储存环境不宜太潮湿，应避免阳光直射、与异味接触。

# 霍山黄芽

霍山黄芽，又称芽茶，主要产于安徽省霍山县，其中以大化坪的金鸡山、金山头；太阳的金竹坪；姚家畈的乌米尖，即"三金一乌"所产的黄芽品质最佳。霍山黄芽是十四品目贡品名茶之一，曾被文成公主带入西藏，是久负盛名的历史名茶，现在的霍山黄芽一般多为散茶。

霍山黄芽鲜叶细嫩，多在清明前后开采，采摘为期一个月，其标准为一芽一叶至二叶初展。采摘要求为"三个一致"和"四不采"，即形状、大小、色泽一致；开口芽不采、虫伤芽不采、霜冻芽不采、紫色芽不采。霍山黄芽的制作过程包括炒茶、初烘、足摊放、复烘、烘割五道工序，工艺精良，品质极佳。此外，霍山黄芽不仅畅销国内，近年还出口德国、美国等地。

### 1. 茶的鉴赏

（1）从茶叶的外形来看，霍山黄芽条索较直微展，形似雀舌，均匀整齐而成朵，芽叶细嫩，毫毛披伏。

（2）从叶底来看，霍山黄芽叶底呈黄色，鲜嫩明亮，叶质柔软，均匀完整。

（3）从汤色和滋味来看，霍山黄芽汤色黄绿，清澈明亮，香气清新持久，一般有三种香味，即花香、清香和熟板栗香，滋味醇和浓厚，鲜嫩回甘，入口爽滑，耐冲泡。

### 2. 保健功效

（1）霍山黄芽为不发酵自然茶，富含氨基酸、茶多酚、维生素、脂肪酸等多种有益成分，可以促进人体脂肪代谢和降低血脂，从而达到降脂减肥的功效。

（2）霍山黄芽含有茶多酚类化合物、脂多糖、维生素 C、维生素 E 及部分氨基酸，可抗氧化和清除自由基，补充特异性植物营养素，从而达到抗辐射效果。

（3）霍山黄芽可以提高人体中的白细胞和淋巴细胞的数量和活性，以及促进脾脏细胞中白细胞间素的形成，增强人体的免疫力，有助于延年益寿。

### 3. 茶的贮存

霍山黄芽茶叶适宜存储在不透明的锡罐或者铁罐里，不要把它与其他茶叶混装，要远离肥皂、樟脑丸、汽油等散发气味的物品，以免霍山黄芽茶吸附异味，从而变质。同时，为了避免紫外线的

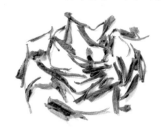

霍山黄芽的干茶

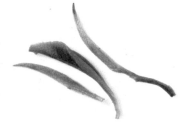

霍山黄芽叶底

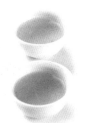

霍山黄芽成品茶

照射引发化学反应，而导致霍山黄茶茶叶陈化，它的贮存环境应以干燥、避免阳光直射为宜。

# 广东大叶青

广东大叶青茶，又称大叶青，主要产于广东省韶关、肇庆、湛江等县市，是黄大茶的代表品种之一。

广东大叶青茶以云南大叶种茶树的鲜叶为原料，其采摘标准为一芽二至三叶，它的制造过程分为萎凋、杀青、揉捻、闷黄、干燥五道工序。杀青前的萎凋和揉捻后的闷黄具有消除青气涩味，促进香味醇和纯正的作用，具有黄茶的一般特点，所以归属黄茶类。但在具体制作中是先萎凋后杀青，再揉捻闷堆，这是与其他黄茶所不同的地方。

### 1. 茶的鉴赏

（1）从茶叶的外形上来看，广东大叶青茶以条索肥壮，紧结重实，均匀鲜嫩，毫毛显露披伏，色泽青润显黄为优品；以条索松散，色泽暗淡不油润为次品。

（2）从叶底看，广东大叶青茶叶张完整，叶底均匀，呈淡黄色，肥厚柔软。

（3）从汤色和滋味来看，广东大叶青茶汤色橙黄，明亮油润，香气纯正，清新持久，滋味浓厚稠和，润滑爽口，喉口回甘。

### 2. 保健功效

（1）广东大叶青茶性苦、寒，具有败毒抗癌、清热解疫、凉血除斑、消炎退肿的功效。

（2）广东大叶青茶独特的制作工序使其保留了鲜叶中的天然物质，其富含氨基酸、茶多酚、维生素、脂肪酸等多种成分，能促进人体脂肪代谢和降低脂肪沉积体内，有利于降脂减肥，从而达到较好的瘦身效果。

（3）广东大叶青茶中含有丰富的维生素 C，其中的类黄酮可以增加维生素 C 的抗氧化功能。两者的结合，可以更好地维持皮肤白皙、保持年轻，有利于美容养颜。

### 3. 茶的贮存

为了避免茶叶被氧化，在保存广东大叶青茶的过程中，隔绝氧气是必要的。可用抽氧充氮袋来贮装，一般可保持 3 ~ 5 年不变质；也可以用铁罐、暖水瓶等密封容器保存，并在容器内垫一层无毒塑料膜袋，并且在贮存时尽量减少容器的开启时间。同时，不要把广东大叶青和其他茶叶混装，避免异味侵扰，影响其本身的品质特点。

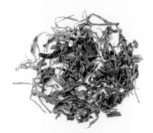
广东大叶青的干茶

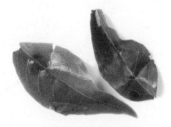
广东大叶青叶底

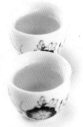
广东大叶青成品茶

# 第六节　了解醇厚黑茶

黑茶属于完全发酵的茶类。优质的黑茶黑而有光泽，橙黄明亮的汤色，纯正的香气以及醇和甘甜的味道。它的品饮方式与其他几种茶类有着显著的不同，中庸是其精神与气质的最佳注脚。

## 安化黑茶

安化黑茶，又称边茶，因产自中国湖南益阳市安化县而得名，是 2010 年中国世博会十大名茶之一。

安化黑茶的采摘主要讲究两点，一是要新鲜，二是要有一定的成熟度。其具体的采摘标准如下：一级茶叶以一芽二三叶为主，二级茶叶以一芽四五叶为主，三级茶叶以一芽五六叶为主。此外，安化黑茶还有"三尖四砖"之说。其中三尖又称湘尖，包括天尖、贡尖、生尖，为安化黑茶的上品。四砖则是指花砖、黑砖、茯砖、青砖。而历史悠久的千两茶则是安化黑茶中绝无仅有的花卷茶，被世人冠与"世界茶王"的美名。

### 1. 茶的鉴赏

（1）从茶叶的外形上来看，安化黑茶条索紧结，呈泥鳅状，砖面端正完整。以色泽发黑且有光泽的为优品，以红色或棕色等杂色掺杂的为次品。

（2）从叶底来看，安化黑茶的每个品种各有不同，天尖叶底呈黄褐色，老嫩匀称，而特质砖茶叶底黑汤尚匀，普通砖茶则叶底黑褐粗老。

（3）从汤色和滋味来看，优质安化黑茶耐冲泡，茶汤有纯正的松烟香气，颜色黑中带亮。而劣质的安化黑茶则茶汤发浑，有杂质，味道苦涩，有异味。

### 2. 保健功效

安化黑茶富含茶多糖类化合物，可以调节体内糖代谢、降血脂、降血压、降血糖、抗血凝、抗

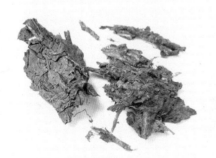

安化黑茶的干茶

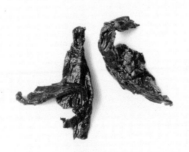

安化黑茶叶底

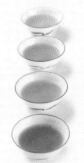

安化黑茶成品茶

血栓、提高机体免疫力、抑制癌细胞扩散。

安化黑茶是一种低咖啡因健康饮料，与可乐和其他茶类相比，不影响睡眠。

### 3. 茶的贮存

安化黑茶通常可封装在铁、木制的茶罐或薄牛皮纸中。不过，需要注意以下三个条件：第一，需要将茶叶放于通风的地方，且用通透性较好的包装材料进行包装储存。第二，茶叶应放于阴凉之处，切忌日晒。日晒会使茶品急速氧化产生杂味。第三，贮存环境需开阔，并远离有异味的物质。适宜的贮存可使安化黑茶的品质和保健功效得到提高。

# 茯砖茶

茯砖茶，又称茯茶、砖茶、府茶，是黑茶中最具特色的产品。它所独有的"金花"（冠突散囊菌）对人体有很大益处，而且"金花"越茂盛，品质越佳，有"茶好金花开，花多茶质好"之说。

茯砖茶虽然有特制茯砖和普通茯砖之别，但均不分等级，而且有越陈冲泡后茶汤越香的特点，这得益于其制作过程的复杂多样。西部地区的少数民族对其尤为偏爱。

### 1. 茶的鉴赏

（1）从茶叶的外形上来看，茯砖茶砖面平整，棱角分明，厚薄均匀，菌花茂盛。特制茯砖面为黑褐色，普通茯砖面为黄褐色。

（2）从叶底来看，茯砖茶的色泽随着储藏时间增长而变深。特制茯砖叶底黑汤尚匀，普通茯砖叶底黑褐粗老。

（3）从汤色和滋味来看，茯砖茶的汤色红浓而不浊，特有的菌花香气浓郁，甘甜醇和，口感滑润，耐冲泡。冲泡多次后，茶汤色泽逐渐变淡，但甜味更加纯正。

### 2. 保健功效

（1）茯砖茶中含有的"金花"具有显著降低人体类脂肪化合物、血脂、血压、血糖、胆固醇等功效。长期饮用，能够调节新陈代谢，增强体质，延缓衰老。

（2）茯砖茶中的茶多糖具有提高免疫力等多重药理功能，具有药理保健和病理预防作用。

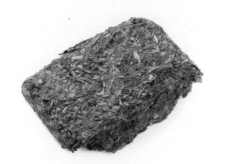
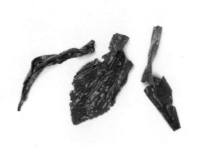
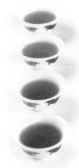

茯砖茶的干茶　　　　　　　茯砖茶叶底　　　　　　　茯砖茶成品茶

（3）茯砖茶中含有的脂多糖、茶多酚，能够减弱长期看电视或操作电脑带来的辐射。

### 3. 茶的贮存

茯砖茶的成分较为不稳定易发生茶变，因此在茯砖茶拆封之后，适宜存放于阴凉、开阔而通风的环境中，不可与有异味的物质混放在一起。切忌使用塑料袋密封，可使用牛皮纸、皮纸等通透性较好的包装材料进行包装储存。

# 宫廷普洱茶

宫廷普洱茶，主要产于云南省的西双版纳，是我国特有的地方名茶。它的成品茶以自身上好的品质而蜚声中外，有"中国茶叶中的名门贵族"的美誉。此外，宫廷普洱茶还是"美容新贵"。

宫廷普洱茶采用云南大叶茶树的鲜叶加工而成，其采摘标准为一芽一叶初展，或者一芽二叶初展。同时，它的制作工艺比较复杂，要经过杀青、揉捻、晒干、渥堆、紧压成型等多道工序。

### 1. 茶的鉴赏

（1）从茶叶的外形上来看，以条索肥壮匀称、断碎茶少为优品，以条索细紧琐碎为次品。

（2）从叶底看，宫廷普洱茶以叶底色泽棕褐或褐红、油润光泽，叶质不易腐败、硬化为上品；以叶底色泽黑褐、枯暗无光或叶质腐败、硬化为次品。

（3）从汤色和滋味来看，茶汤红浓明亮，汤面上有油珠膜。滋味纯正浓郁、顺滑润喉。热嗅时，陈香饱满；冷嗅时，余味悠长。

### 2. 保健功效

（1）宫廷普洱茶茶性温和，可以生津止渴、消暑、解毒、通便，有助于缓解便秘，调节胃肠功能。

（2）宫廷普洱茶可以疏通血管，促进全身经络通畅，有助于缓解肤色暗沉以及斑点问题。

（3）宫廷普洱茶还可以对人体的皮肤深层排毒，有纤体紧肤的效果。

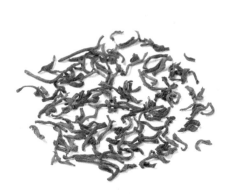
宫廷普洱茶的干茶

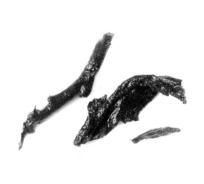
宫廷普洱茶叶底

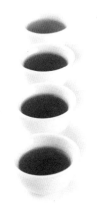
宫廷普洱茶成品茶

### 3. 茶的贮存

宫廷普洱茶加工的独特性使其贮存需要特别注意，它适宜存放于空气流通和具有恒定温度的环境中。如存放数量多，可放置于专门地点保管；如个人存放，可将宫廷普洱散茶直接放入陶瓷瓦缸中，并封好缸口以保证品质纯正。

# 生沱茶

沱茶，又称谷茶，是普洱茶的一种。它是形状呈碗臼形的紧压茶，酷似窝头，别具一格。沱茶的种类，依原料不同有绿茶沱茶和黑茶沱茶两种。

生沱茶，指的是那些只经过晒青蒸压而制作成的紧压茶，制作过程大致分为炒青、揉捻、干燥三个步骤，成型后的沱茶，规格为外径8厘米，高4.5厘米。此外，生沱茶分量较小，易于购买。以包装纸上彩印鲜亮、图文清晰的为真品，这种鉴别方式也是生沱茶的特殊之处。

### 1. 茶的鉴赏

（1）从茶叶的外形上来看，生沱茶的真品外形端正，碗臼形的表面光滑、紧结，内窝深而圆。

（2）从叶底看，优质的生沱茶叶底肥壮鲜嫩，呈绿色至栗色，充满新鲜感；劣质的则叶底粗老瘦硬，颜色黯淡枯老。

（3）从汤色和滋味来看，生沱茶以汤色橙黄明亮，香气馥郁，喉口回甘为优品，以汤色混浊不清，有杂异气味，滋味杂而平淡为次品。

### 2. 保健功效

（1）生沱茶性寒，可清凉解渴、消暑解毒、提神醒脑、驱除疲劳、延年益寿、祛风解表、清理肠道、去油腻、助消化。

（2）生沱茶可促进新陈代谢，平衡、调节胆固醇，降低三酰甘油等，具有降脂减肥效果，而且没有副作用。

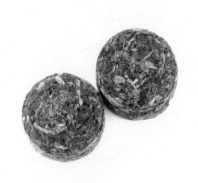

生沱茶的干茶

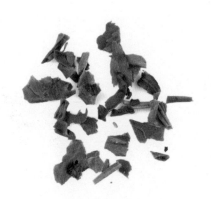

生沱茶叶底

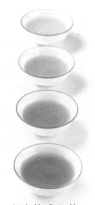

生沱茶成品茶

（3）生沱茶还具有抗血凝、抗血栓，提高机体免疫力的功效。

### 3. 茶的贮存

生沱茶成分不稳定易发生茶变，其保存容器以锡瓶、瓷坛、有色玻璃瓶为最佳。保存茶叶的容器要干燥、洁净、不得有异味。生沱茶的存放环境适宜于干燥通风无异味处，应避免潮湿、高温、曝晒。

## 熟沱茶

熟沱茶是经过高温蒸压精制而成的紧压茶，是沱茶中的一个重要种类。与生沱茶相比，熟沱茶在干茶的颜色、汤色上都更深浓，且滋味更醇和，这主要得益于其制作中独特的渥堆发酵过程。熟沱茶的成品茶表面褐润洁净，因其包装古典而精致，特色十足，加之独特的保健功效而深受欢迎，除了在国内有广阔的市场之外，近年来还远销至西欧、北美以及亚洲各地。

### 1. 茶的鉴赏

（1）从茶叶的外形上来看，熟沱茶以沱形周正、质地紧结端正为优品，一般规格为外径8厘米，高4.5厘米；以外形不规则、条索松散为劣质品。

（2）从叶底看，熟沱茶叶底褐红，重度发酵则会有些发黑，叶质肥厚完整。

（3）从汤色和滋味来看，熟沱茶汤色红浓油润，经久耐泡，滋味醇厚，爽滑溢润，喉口回甘。

### 2. 保健功效

（1）熟沱茶的茶性比较温和，具有解渴利尿、明目清心、除腻消食、提神醒酒、消食暖胃等功效。

（2）熟沱茶能改善肠道微生物环境，可以有效清理肠道，促进脂肪新陈代谢，达到减肥纤体之效。

（3）隔夜的熟沱茶不能饮用，但用来煮水泡脚能够促进血液循环，利于足部健康。

### 3. 茶的贮存

熟沱茶在贮存时应避免阳光直射，适宜存放于干燥、通风的地方。熟沱茶有自己的包装纸，所以在保存的时候，不宜在外面再包上一层塑料袋。如果茶叶已经打开，可以将熟沱茶茶叶放入茶瓮中。熟沱茶带酸气，所以放入陶瓮较好，一般用不上釉的陶瓮来贮存新茶，而上了釉的陶瓮一般用来贮存陈茶。

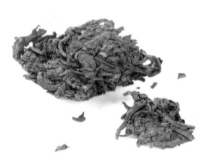
熟沱茶的干茶

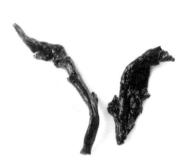
熟沱茶叶底

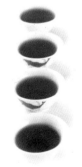
熟沱茶成品茶

# 第七节　了解绚丽花茶

花茶又名香花茶、香片，是我国独特的一个茶叶品类。优质的花茶色泽黄绿润泽、叶底细嫩匀亮、汤色浅黄明亮、滋味醇厚鲜爽，混合着茶味与幽幽的花香。人们时常饮用花茶不仅可以感到赏心悦目，还可以温和地调理生理功能，从根本上改变体质。

## 茉莉花茶

茉莉花茶，又称茉莉香片，因产地不同，其制作工艺与品质也不尽相同，特色各异。其中，最为著名的产地有福建福州、福鼎，浙江金华，江苏苏州，四川雅安，安徽歙县、黄山，广西横县，重庆等地。另外，它还凭借绝佳的品质被誉为"在中国的花茶里，可闻春天的气味"。

茉莉花茶使用的茶叶称茶胚，多数以绿茶为主，也有少量红茶与乌龙茶参与。其具体的制作工艺是将茶叶和茉莉鲜花进行拼和、窨制，使茶叶吸收花香，它的茉莉香气是在加工过程中逐步具有的，所以成品茶中的茉莉干花起的仅仅是点缀、提鲜、美观的作用。

### 1. 茶的鉴赏

（1）从茶叶的外形上来看，茉莉花茶呈条形，肥硕饱满，条索紧细匀整，芽嫩，白毫披伏为优品；以茶芽少，不嫩，叶居多为次品。

（2）从叶底看，茉莉花茶叶底鲜嫩，均匀柔软，肥硕，芽叶花朵卷紧。

（3）从汤色和滋味来看，上好的茉莉花茶汤色黄绿明亮，澄澈透明，清香扑鼻，韵味持久，有独特茉莉花香，滋味醇和，口感柔和。

### 2. 保健功效

（1）茉莉花茶性凉，苦，入心、肝、脾、肺、肾、五经，能泻下、祛燥湿、降火，补益缓和，清热泻火、解表。

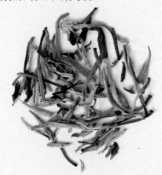

茉莉花茶的干茶

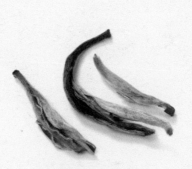

茉莉花茶叶底

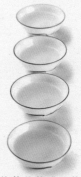

茉莉花茶成品茶

（2）茉莉花茶还有松弛神经的功效，有助于保持稳定的情绪，是最佳天然保健饮品之一。

（3）茉莉花对痢疾、腹痛、结膜炎及疮毒等具有很好的消炎解毒的作用。

### 3. 茶的贮存

茉莉花茶对湿度很敏感，因此散装茉莉花茶最好贮存在低温干燥的地方，比较理想的温度在5℃以下，相对湿度为50%左右。此外，无论大小包装均要装紧装实，尽量减少容器中的空隙以减少茶叶与氧气的接触。最好采取抽气充氮密封包装。

## 黄山贡菊

黄山贡菊，又称徽菊，与杭白菊、滁菊、亳菊并称中国"四大名菊"，且名列"四大名菊"之首；又因其在古代被作为贡品献给皇帝，故名贡菊。

黄山贡菊盛产于安徽省黄山市的广大地域。我国有很多菊花品种，黄山贡菊以其色白、蒂绿、花心小、均匀不散朵、质柔软、气芳香、味甘微苦的独特品质和加工工艺优于其他品种，因此被"中国药典"誉为"菊中之冠""民族瑰宝"。

### 1. 茶的鉴赏

（1）从茶叶的外形上来看，黄山贡菊花形完好整齐，均匀不散朵，此外，它在经过杀青等多道制作工序后色泽由黄变为浅黄，甚至白色，花蒂青绿，润滑光泽。

（2）从叶底看，黄山贡菊的叶底清白，晶莹剔透，色泽均匀，柔嫩多汁，在经过多次冲泡之后，渐呈淡褐色，体现原茶不耐高温的幼嫩茶质。

（3）从汤色和滋味来看，黄山贡菊以茶汤澄明晶亮，淡黄油润，毫无杂质为优品；以茶汤浑浊，沉淀物较多为次品。此外，黄山贡菊馥郁芬芳，滋味甘醇微苦，软绵爽口。

### 2. 保健功效

（1）黄山贡菊茶性微寒、略苦，可清热解毒、养肝明目，可有效治疗胆虚心燥、目赤羞明、疮疖肿毒等疾病。

（2）黄山贡菊偏于平肝阳，常用于治疗肝阳上亢所致的头晕目眩等症。高血压属肝阳上亢的人，

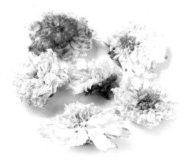

黄山贡菊的干花

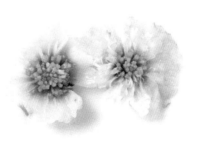

黄山贡菊鲜花

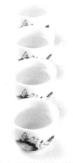

黄山贡菊成品茶

还可以使用黄山贡菊做成的药枕，都有比较好的效果。

（3）黄山贡菊能够增强毛细血管抵抗力、扩张冠状动脉，利血脉、降血压、利血气，轻身健脑，防止心血管疾病。

### 3. 茶的贮存

黄山贡菊最好的贮存条件是在室温、避光、没有异味的环境中保存。如果茶叶的含水量较高或已受潮，可以烘干或者通过摊凉后再贮藏。但是，黄山贡菊不适合长久保存，最好是在一两个月之内饮完。因为，如果存放过久，不仅黄山贡菊的茶叶容易生虫子，而且菊花干茶的香味和口感也会有所下降。

# 杭白菊

杭白菊，又称小汤黄、小白菊、纽扣菊，主要产于浙江省桐乡，桐乡素有杭白菊之乡的美誉。杭白菊是中国驰名的茶用菊。杭白菊在中国有悠久的栽培历史，其一向与西湖龙井并提，其产品畅销港澳台和东南亚地区。

### 1. 茶的鉴赏

（1）从茶的外形上来看，特级的杭白菊花形完整，花瓣厚实，花朵大小均匀，无霜打花、霉花、生花（蒸制时间不到，造成不熟晒后变黑的花）、汤花（蒸制时锅中水过多，造成水烫花，晒后成褐色的花），入水泡开后花瓣玉白，花蕊深黄，色泽均匀，但随着品级的下降，花形完整度、花朵大小等品质均略有下降。

（2）从茶的内质上来看，杭白菊的茶汤均甘而微苦，特级杭白菊汤色澄清，浅黄鲜亮清香。

### 2. 保健功效

（1）杭白菊中含锌、钠、铁等元素，尤其是铁的含量最高。铁是细胞中的重要组成成分，可以提高人体免疫防御功能、补血益气，还可以协调锌、钙、镁的体内代谢。

（2）杭白菊茶汤对金黄色葡萄球菌、痢疾杆菌、变形杆菌、伤寒杆菌、副伤寒杆菌、霍乱弧菌、大肠杆菌、人型结核杆菌及流感病毒均有抑制作用。

（3）杭白菊还对中枢神经系统有镇静作用，可安神醒脑，还能够增强毛细血管抵抗力、扩张冠

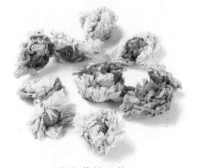

杭白菊的干花

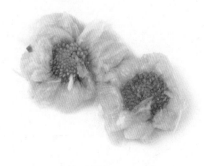

杭白菊鲜花

杭白菊成品茶

状动脉，以防止心血管疾病。

### 3. 茶的贮存

杭白菊适宜保存在干燥的容器中，密封后放在干燥、阴凉、通风处即可。一般不用放在冰箱内保存，以免温度太低，使菊花的香味减淡。菊花茶最好随买随喝，不要一次性购买太多。

# 玫瑰花茶

玫瑰花茶，主要产于我国山东平阴等地。它是用鲜玫瑰花和茶叶的芽尖按比例混合，利用现代高科技工艺窨制而成的高档茶，其香气具有浓、轻的特点，和而不猛。玫瑰花还是一种珍贵的药材，可美容养颜。

在专营茶叶的商店都有玫瑰花茶出售，也有干玫瑰花蕾。因玫瑰花茶中富含香芽醇、橙花醇、香叶醇等多种挥发性香气成分，故具有甜美的香气，是食品和化妆品香气的主要添加剂。

### 1. 茶的鉴赏

（1）从茶叶的外形上来看，玫瑰花茶以外形肥硕饱满，色泽均匀，花朵大且杂质少，花瓣完整、重实为优品；以花瓣整的少，碎的多，质轻，有杂质为次品。

（2）从叶底看，玫瑰花茶由红玫瑰或者粉玫瑰制成，玫瑰入水后，花瓣颜色逐渐变淡，慢慢蜕变为枯黄色。

（3）从汤色和滋味来看，玫瑰花茶以汤色偏淡红或者土黄，香气冲鼻，无异味为优品；以茶汤通体红艳润泽，香气寡淡，甚至有异味为次品。

### 2. 保健功效

（1）玫瑰花茶性温和，能够温养血脉，温胃养胃、清热养肝、舒发体内郁气、调理血气等。

（2）玫瑰花茶可以调经，促进血液循环，防皱纹，防冻伤，消除疲劳，促进新陈代谢，达到养颜美容的功效。

（3）玫瑰花茶可以缓和肠胃神经，促进伤口愈合，起到镇静、安抚、抗抑郁的功效。

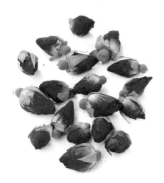
玫瑰花茶的干花

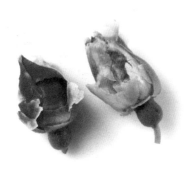
玫瑰花鲜花

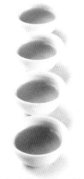
玫瑰花茶成品茶

### 3. 茶的贮存

保存玫瑰花茶的第一要则就是密封，否则诱人的花香就容易流失。还要注意避光，这样花的颜色会保存得很好，品饮时色香味俱佳。密封好以后，可以将玫瑰花茶放在干燥阴凉处，避免受潮，也可以放入冰箱保存。但夏天一定要把玫瑰花茶密封好放入冰箱，否则容易生虫。

# 千日红

千日红，又称圆仔花、百日红、火球花，是石竹目苋科千日红属，热带和亚热带常见花卉，原产美洲巴西、巴拿马和危地马拉，现今主产于我国长江以南地区。

千日红的花语是"不朽"。千日红作为药用植物，有止咳平喘的作用。现在千日红也可作为花茶饮用，因其良好的品质与保健功效，深受大众喜爱。

### 1. 茶的鉴赏

（1）从茶叶的外形上来看，千日红呈现圆形，个别为椭圆形，顶端略钝或近短尖，基部渐狭长，叶对生，苞片多为紫红色，叶柄短或上部叶近无柄，全株白色硬毛披伏。

（2）从茶的内质上来看，千日红茶汤色呈紫红色，油润光泽，清香扑鼻，滋味淡雅，鲜爽滑口，喉口回甘。

### 2. 保健功效

（1）千日红内含人体所需的氨基酸、维生素 C、维生素 E 及多种微量元素，具有养神提神、止咳定喘，治疗慢性或喘息性支气管炎、百日咳等功效。

（2）千日红可清肝祛火，散结理气，降血压、血脂，对人体进行深层排毒，促进机体新陈代谢、美容养颜。

（3）千日红还可以治疗小儿惊风、疮疡、肝热目痛、血压高及头痛等。

### 3. 茶的贮存

千日红花茶的花瓣很脆弱，轻轻一触碰就会掉落，因此在贮存时注意不要受到挤压，以保持良好花形与品质，它的存储环境以通风、干燥、阴凉、避免阳光直射为佳。

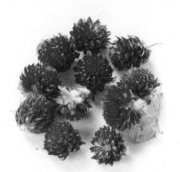
千日红的干花

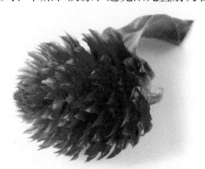
千日红鲜花

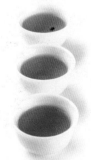
千日红成品茶

第三章

# 四季茶饮，天人合一保健康

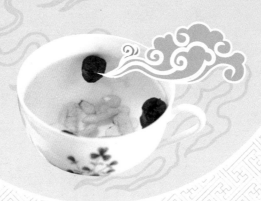

# 第一节　春季养生茶饮

春季养生以春令之气、生发舒畅的特点，注意保健体内的阳气，使阳气不断而渐旺起来。"春"为四季之首，万象更新之时，正当万物生发之际，也是新茶上市之时。鲜嫩的春茶滋味鲜爽、香气浓烈，春来品茗，那么春季饮什么样的茶才能真正收到养生防病之效呢？下面我们为大家详细介绍一下。

## 立春来杯养肝护肝茶饮

立春是一年中的第一个节气。"立"有开始之意，立春揭开了春天的序幕，表示万物复苏的春季的开始。不过，这春风送暖的时节却为人们的养生保健带来一些危险的讯息。民谚有云："百草回芽，百病易发。"由此可知，如果顺应季节的变化，能在春季进行科学的养生，将会对自己全年的健康产生积极的影响。

具体来说，对于立春时节的养生来讲，关键就在于一个"生"字。立春是人体阳气生发时节的起始点，又加上人体同大自然息息相通，所以养好人的阳气，使之尽快生发以适应人体正常的运行机制是此时养生的重点。

另外，按照中医五行理论，春季万物滋生，欣欣向荣，生机盎然，因而树木生长，并与肝脏相应。肝主疏泄，在志为怒，恶抑郁而喜调达。因此，养肝就成为春季养生方面的一件大事，要注意戒暴怒，忌忧郁，做到开朗乐观，心境平和，使肝气得以生发，达到养肝护肝之目的。

那么在立春时节要饮用什么茶才是适合的呢？以下便为大家推荐一款适合在立春时节饮用的养生茶。

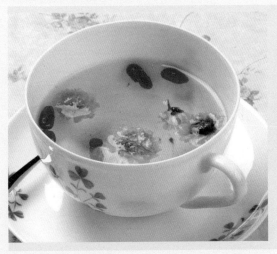

# 菊花枸杞茶

材料　菊花 4 朵，枸杞子适量。

**制作方法**

❶ 将菊花加入热水中煮开。

❷ 再加入枸杞用小火煮约 1 分钟即可。也可以直接放入菊花和枸杞用开水冲泡。

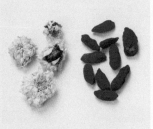

## 雨水要喝缓解春困的茶饮

立春过后，紧接着就是"雨水"。"雨水"的到来预示着寒冷冬天的彻底告别与温暖春天的真正来临，雨水逐渐增多就是其最重要的标志。进入雨水这一节气之后，北方冷空气活动仍很频繁，天气变化多端，此时是全年寒潮出现最多的时节之一，经常伴有"倒春寒"的现象出现。

同时，人们的皮肤为了适应阳气的生发已经开始疏松。但是，此时却不宜过早脱去棉衣。因为人体初生的阳气尚不足以与春寒相抗衡，寒气入侵会让人们由于抵抗能力下降而极容易遭受各种疾病的困扰。

虽然进入雨水时节之后，雨水已经逐渐变得多了起来，但是就在这冬春换季之时还是会有很多地方出现大旱。干燥缺水的环境更容易让人产生困乏感——春困。所以，破除春困这一咒语，过一个神清气爽的"雨水"便成为春季养生保健中一个非常重要的方面。

其实，一般的春困并不是病，而是由于气温变化等原因引起的。此时，人会变得无精打采、昏昏欲睡，有人也称之为"春天疲劳综合征"。

如何才能顺利地使春困的症状得以缓解呢？除了采用饮食、运动和保持情绪开朗外，喝花茶也是不错的选择。下面，我们就将为大家介绍一款帮助大家在雨水节气赶走"春困"的茶品。

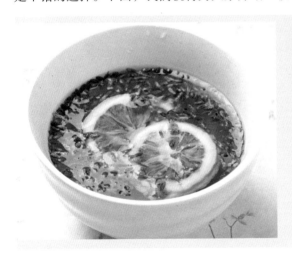

# 柠檬薰衣草茶

**材料** 柠檬1～2片
（或者柠檬汁），薰衣
草花蕾2克。

**制作方法**

① 将干燥的薰衣草花蕾、柠檬片一起放入茶杯中。

② 加入沸水加盖5～10分钟，如果是与柠檬汁一起搭配，待茶呈淡绿色温凉后加入即可。

## 惊蛰喝一杯防肌肤干燥的茶饮

惊蛰在二十四节气中位居第三，意为天气回暖，春雷始鸣，惊醒蛰伏于地下冬眠的昆虫。虽然到了这一节气，气温有所回升，雨水也逐渐多了起来，但还是有很多人的皮肤非常容易干燥起皮，特别是一些女士的脸上甚至会泛起一层干皮。这无疑令爱美的女性们心中生出无限烦恼。

那么，大家的皮肤为什么会在这个时候如此干燥呢？究其原因，同人体内微生物开始变得活跃有着密不可分的关系。从惊蛰开始，人体内的微生物（包括毒素）逐渐从冬眠潜伏的状态中醒来，并逐渐活跃起来。于是，人体便需要通过汗液，体液，特别是二便将毒素排出。肺、脾、肾三脏是人体水液代谢调节的核心脏腑。肺主身体之表，调理皮肤汗孔的开阖，脾主运化水湿；肾主水，调理二便。因此，就在毒素等微生物排出体外的同时，人体会丧失大量的水分，皮肤就会出现干燥的情形。也正因为如此，滋润肌肤就在此时变得尤为重要。

水是肌肤健康的原动力，是美丽容颜的保证。所以，只要让肌肤喝饱水，皮肤干燥起皮的情形就能够得以缓解并消失。虽说道理并不难懂，但"喝水"也是有讲究的。下面我们将为大家推荐一款惊蛰节气时有助于保持皮肤滋润的茶品。

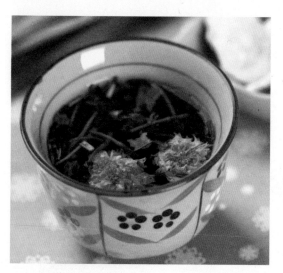

# 银花桑菊茶

**材料** 银花8克，桑叶4克，菊花6克。

**制作方法**

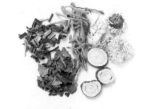

1 将银花、桑叶与菊花放入保温杯中，冲入适量沸水。

2 冲泡 10 ~ 15 分钟之后即可饮用。

3 冲泡2次之后，须将杯中原料换掉。此茶不宜煎熬，以免茶中有效成分被破坏。

## 春分喝温补阳气茶饮

3月21日是"春分"节气。"春分者，阴阳相伴也。故昼夜均而寒暑平。"一个"分"字道出了昼夜、寒暑的界限。由于春分平分了昼夜、寒暑，所以人们在此时应特别注意保持人体的阴阳平衡。

现代医学研究证明：在人的生命活动过程中，新陈代谢的不协调会导致体内某些元素的不平衡状态出现，并由此导致疾病或早衰现象的发生。而心血管病、癌症等一些非感染性疾病的发生都与体内物质交换平衡失调有着非常密切的关系。

至于保持人体平衡的方法，《黄帝内经·素问》中谈道："调其阴阳，不足则补，有余则泻。"也就是说，虚补实泻是保持人体平衡的两种重要方法。只有根据自身实际情况进行人体的阴阳调和，人们才能有效地强身健体，防治疾病。

从严格意义上来讲，到了春分时节之后，冬季到春季的转变才真正完成。冬季是人体阳气最弱的时候。为了配合储存阳气目标的实现，人体的血流量会逐渐减缓。而春季是阳气生发的季节。

随着气温的逐渐升高，身体上的毛孔、汗腺、血管开始舒张，皮肤血液循环开始旺盛起来，供给大脑的血液就会明显不足，也就是中医上所说的阳气生发不足。因此，春分时节的养生要以顺应大自然变化补充自身阳气为主。这点对于女性来说尤其重要。

接下来，我们就为大家详细介绍一款在春分时节适合饮用的茶品，以让朋友们在日常生活的饮茶中便做到轻松养生保健。

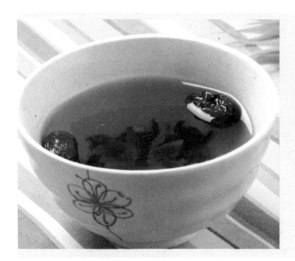

# 核桃茶

**材料** 红茶3克，核桃仁3克，红枣2枚，桂圆肉3克。

**制作方法**

① 将核桃仁碾成粉。

② 将上述的几种材料混合与核桃仁粉混合，加入适量的水，煮20分钟左右。

③ 代茶温饮即可。

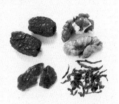

## 清明喝调节血压茶饮

我国向来就有"清明前后，点瓜种豆""植树造林，莫过清明"的农谚。清明一到，气温升高，雨量增多，正是春耕春种的大好时节。不仅如此，清明也是一个需要养生的重要时节。

对于不少人来说，清明的来临也就意味着身体不适的开始。很多人在此时都会出现头痛、眩晕、失眠、健忘等不适症状。究其原因，同他们血压的升高有着密不可分的关系。在五行中，春属木，与人体肝脏相对应。肝主疏泄，调节全身的气血运行，清明是肝气向外舒展的节气，如果肝气郁结无法向外舒发，人体气血运行便会紊乱，进而诱发高血压等。

预防高血压需要调理肝脏，调畅肝阳。高血压属于"眩晕"的范畴，多因精神紧张，思虑过度，七情五志过极而化火，所以在日常生活中，要保持心情舒畅，要学会制怒，保持心态平和，使肝火熄灭，肝气顺畅。

此外，高血压还与人体阴阳失衡有着密切的关系。平时，人们可能会由于劳累过度、嗜食肥甘、饮酒过度等方面的因素而使人体阴阳失衡，血压升高。所以，健康的生活起居方式对于高血压患者有着非常重要的意义。

目前，大部分高血压患者选择的是药物治疗。不过，除此之外，经常用中药泡茶饮用也能起到很好的辅助治疗作用。下面就是一款适合大家在清明时节调节血压的茶饮。

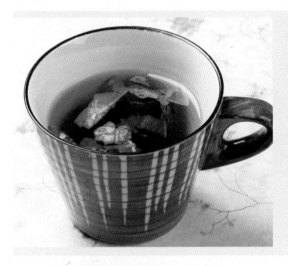

# 荷叶茶

材料 干荷叶半张。

**制作方法**

① 将半张干荷叶洗净，切成碎片。

② 放入锅中煮 10 ~ 15 分钟。

③ 取荷叶汤，代茶饮用。

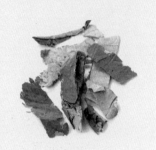

## 谷雨喝调理肠胃茶饮

古籍记载："三月中，自雨水后，土膏脉动，今又雨其谷于水也。"每年的 4 月 19 ~ 21 日前后，我国便进入了谷雨时节。一方面，温和的天气，增多的江水将会促进谷类作物的生长；另一方面，由于气候转变比较强烈，人们要注意自身的养生保健。

针对谷雨时节的天气特点，我们需要在以下三个方面多加注意：第一，春天肝木旺盛，脾衰弱，可谷雨时节却是脾的旺盛时期，所以大家在进行养生保健时应多做些体育运动，并可适当进补，但不易过。第二，谷雨时节肝肾处于衰弱状态中，所以应注意加强对肝肾的保养。第三，脾的旺盛会使得胃强健起来，使消化功能处于旺盛的状态中。

对此，大家可以通过饮用适当的茶品来调养肠胃。下面，就为大家介绍一款能够养胃的茶。

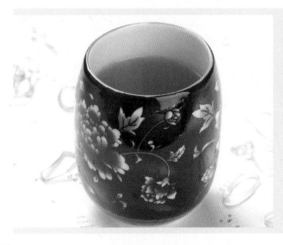

# 陈皮甘草茶

材料 陈皮 3 克，甘草 3 克。

**制作方法**

① 将上述材料倒入杯中。

② 冲入沸水，泡 8 ~ 10 分钟。

③ 代茶饮用。

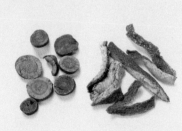

# 第二节　夏季养生茶饮

　　夏季炎热，饮茶消暑是很多人乐于享受的一种解暑方式。在民间流行这样的一句话："烫茶伤人，饭后消食，晚茶致不眠，空心茶令人心慌，隔夜茶伤脾胃，过量茶使人消瘦。"正所谓"水能载舟，亦能覆舟。"

## 立夏喝滋养阴液茶饮

　　立夏大致会在每年 5 月 5 ～ 6 日来临。立夏到来意味着春天的结束与夏天的开始。就在这个春夏交替的时节，温度会出现明显的上升，雷雨也会逐渐增多，农作物开始进入旺季生长。立夏时节，人们常会出现烦躁上火的倾向，食欲也会随之受到一定的影响。又加之此时是人体新陈代谢旺盛的时期，阳气外发，伏阴在内，气血运行会变得更加旺盛，并且活跃于机体表面。为了适应天气的变化，人体会通过排汗来调理体温，适应暑热的气候。但需要注意的是大量出汗极易引起人体内阴液的丧失，造成心火上炎，引起口舌生疮等。对于大家来说，滋养阴液是此时尤其需要注意的。

　　饮食补充是滋养阴液的主要方法之一。而茶饮是目前比较流行的饮补。日常生活中，根据自己的情况和喜好，喝上一款滋养阴液的养生茶饮，是立夏保养身心的不二之选。

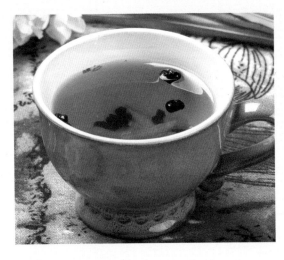

# 五味二冬茶

材料　五味子 3 克，天冬、冬麦各 3 克。

**制作方法**

① 将以上食材放入茶杯中。

② 冲入沸水，泡 5 ～ 10 分钟。

③ 代茶饮用即可。

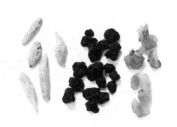

## 小满喝清利湿热茶饮

　　小满节气正值五月下旬，气温明显增高，是风湿症、湿性皮肤病的高发期。小满时节，随着气温不断攀升，雨水也多了起来，这就使得空气中的湿度变得很大。此时，人们常会由于外伤暴露、贪凉饮冷、汗出沾衣、涉水淋雨、居处潮湿等方面的因素而感受到湿邪入侵，以至于引发风湿病或湿性皮肤病。养生专家推荐我们在此节气时宜科学饮用清利湿热的茶饮。那么，有什么茶饮具有清利湿热的功效呢？下面我们一起来看一下吧！

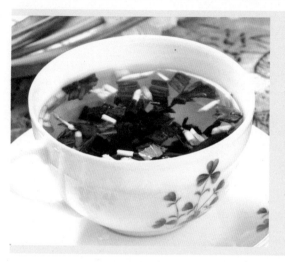

# 竹叶茅根茶

**材料** 竹叶3克，白茅根3克。

**制作方法**

❶ 将竹叶、白茅根放入杯中。

❷ 冲入沸水冲泡5分钟。

❸ 代茶饮。

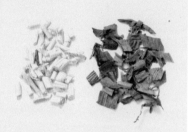

## 芒种喝清热降火茶饮

芒种，意为农作物成熟，是二十四节气中的第几个节气。农谚有云："芒种夏至天，走路要人牵；牵的要人拉，拉的要人推。"短短几句话，揭示出了芒种时节人们的一种通病——懒散。究其原

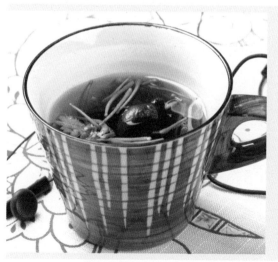

# 金银花胖大海茶

**材料** 金银花3克，胖大海1个，菊花2克。

**制作方法**

❶ 将金银花、胖大海、菊花一同放入杯中。

❷ 用沸水冲泡，待胖大海张开后。

❸ 代茶饮即可。

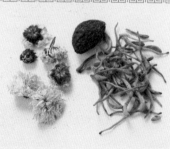

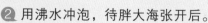

因同气温升高、空气中湿度增加有着密切的关系。另外，中医还指出芒种时节，人体阳气在逐渐上升将至最高点。同时，脏腑对气血津液等营养物质的需求也将最大。此时，如果不注意体内的气血运行，或经络不畅，脏腑的营养物质供给不周，代谢产物排出不顺，火热之邪就会乘虚而入，导致人体阴阳失衡，使人睡眠不安或不足、困倦劳乏之态，血虚者甚至会出现心动过速等。

所以，选择清热降火的茶饮是芒种时节保健养生的主要途径之一。对此，我们接下来就为大家推荐一款金银花胖大海茶，以帮助大家度过一个健康轻松的芒种节气。

## 夏至喝退热降火茶饮

民谚有云："不过夏至不热""夏至三庚数头伏"。每年的 6 月 21 日或 22 日就是夏至日。虽然夏至日不是一年中天气最热的时节，但不断地升温亦主导了这个节气的走向。由于夏至后便是三伏天，即一年之中最炎热的时期。所以，夏至节气的炎热天气对人体的消耗也是较大的。很多人都会由于吃不好、睡不实而受到炎热的煎熬。这便是众所周知的"苦夏"。人在此后很容易发生中暑、生病的情况。所以，人们在进行夏至时节养生的时候要非常讲究。从养生学角度看，夏至多饮些退热降火的健康茶，可以轻松而有效应对气候带给人体的不良影响。在诸多退热降火类茶饮中，干姜茶就是不错的选择。

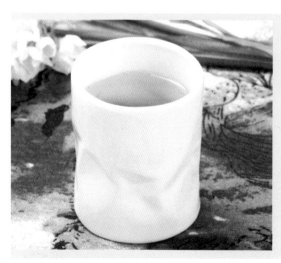

# 冬瓜皮干姜茶

**材料** 冬瓜皮 3 克，干姜 1 克。

**制作方法**

① 将冬瓜皮、干姜一同放入杯中。

② 冲入沸水泡 10 分钟。

③ 汤代茶饮。

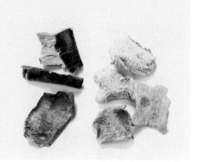

## 小暑喝裨益消化茶饮

"夏满芒夏暑相连"。过了夏至，就是相连的两个叫"暑"的节气了。俗话说，"小暑接大暑，热得无处躲""小暑大暑，上蒸下煮"。无论说法如何不同，都说明了这个时节最大的特点就是热。此时正是进入伏天的开始，按照中医理论，小暑是消化道疾病多发时节，保健养生重在清热祛暑，健脾化湿，促进消化。所以在此时能够喝一些对消化功能有益的茶饮是十分有用的。在众多茶饮中，薄荷茶就是不错的选择。

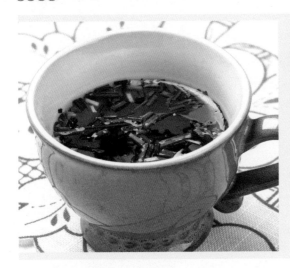

# 薄荷茶

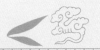

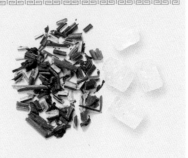

**材料** 干薄荷3克，冰糖少许。

**制作方法**

1. 将薄荷放入杯中。
2. 冲入开水泡3分钟。
3. 放入冰糖调匀，即可饮用。

## 大暑喝预防中暑茶饮

　　大暑，顾名思义，跟小暑相比，天气会更加炎热。人们常说"热在三伏"，大暑就通常处于三伏里的中伏阶段。此时，我国大部分地区普遍都处于一年中最热的时候，且全国各地的温差并不大。

　　由于大暑天气炎热，酷暑多雨，暑湿之气容易乘虚而入且暑气逼人，心气易于亏耗。尤其是老人、儿童、体虚气弱者往往难以将养，并会出现疰夏、中暑等疾病。即便是身体健壮的成年人，在此时也容易出现全身明显乏力、头昏、心悸、胸闷、大量出汗、口渴、恶心等中暑的先兆症状。

　　所以，防暑降温是此时非常重要的一项工作。对此，我们可以采取饮用一些具有芳香化浊、清解湿热功效的茶饮来预防上述症状的出现。以下便是一款不错的适合在大暑节气饮用的防暑降温茶。

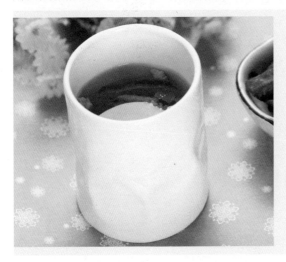

# 乌梅凉茶

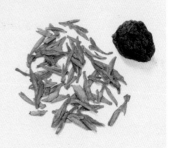

**原料** 乌梅1颗，绿茶3克。

**制作方法**

1. 将乌梅、绿茶一同放入杯中。
2. 用开水冲泡5分钟，过滤出茶汤。
3. 温饮即可。

# 第三节　秋季养生茶饮

　　俗话说"一场秋雨一场寒"，总是待入深秋，人们才意识到秋天已到。不过，秋季的养生却不可等到秋意正浓时才进行。由于秋季是丰收的季节，也是茶叶上市的时节，所以人们在秋季总会经常地泡制一杯茶，在解秋燥的同时也品味着秋茶的浓意。其实，饮茶在秋季养生中更是扮演着重要的角色。

## 立秋喝养胃润肺茶饮

　　大暑之后，时序到了立秋。有谚语说："立秋之日凉风至"，即立秋是凉爽季节的开始。不过，若从气候特点上来看，立秋前后仍有很多地区盛夏余热未消，秋阳肆虐。所以，在立秋时节的养生过程中，人们需要从以下两个方面来多加考虑。

　　一方面，随着气温由热转凉，人体消耗逐渐减少，食欲开始增加。所以，根据季节特点对饮食进行科学的调整有利于补充夏季的消耗，并为越冬做好充分的准备。由于秋季气候干燥，夜晚虽然凉爽，但白天气温仍较高，所以根据"燥则润之"的原则，应以养阴清热、润燥止渴、清心安神为主。

　　另一方面，根据中医五行学说，秋季对应着肺。而秋季干燥，气燥伤肺，容易产生疾病，尤其需要润燥、养阴、润肺。但是，此时肝脏、心脏及脾胃还处于衰弱阶段。因此，立秋过后要加强调养肺脏和脾胃，使肺气不要过偏、脾胃不要过弱，以免影响机体健康。

　　总体来讲，立秋养生务必要注意祛暑滋阴、清热润燥、润肺养胃的保健工作。对此，我们接下来为大家推荐一款在这几方面效果不错的保健茶饮。

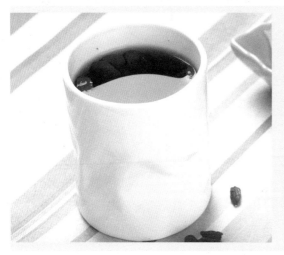

# 黄精枸杞茶

**材料** 黄精2克，枸杞3克。

**制作方法**

① 将黄精、枸杞放入杯中。

② 倒入开水冲泡。

③ 代茶饮即可。

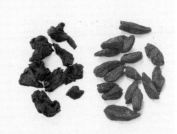

## 处暑喝清热安神茶饮

每年的 8 月 23 日前后便进入了处暑时节。处暑的到来，意味着我国许多地区将陆续开始了夏季向秋季的转换。虽然处暑之后，天气炎热程度会大大减弱，但还未实现真正意义上的秋凉。"秋老虎"还是发挥着非常大的威力。此时，人体的肺经削弱、肺燥明显，容易出现咳嗽、便秘、支气管炎等症状，有慢性哮喘或肺部肿瘤的病人症状尤其明显。若能在每天早上喝点儿盐水、晚上喝点儿蜜水，则既可以实现补充人体水分的目标，又能够防止便秘的发生。

与此同时，由于在炎热的夏季，人的皮肤温度和体温升高，大量出汗使水盐代谢失调，胃肠功能减弱，心血管和神经系统负担增加，再加上得不到充足的睡眠和舒适的环境调节，人体过度消耗了能量。而进入处暑之后，同炎热的夏季相比，人体出汗频率已经大大减少，体热的产生和散发以及水盐代谢也逐渐恢复到原有的平衡状态。人体从此进入了一个生理休整的阶段。而就在人体进行休整的过程中，一些以前潜藏的症状或疾病就会出现，人们就会产生种种不适之感，尤其是会出现一种莫名的疲惫感。对此，我们可以选择滋阴润燥、清热安神之品，特别是在中午、下午时冲泡些茶饮来清热安神，非常裨益保健养生。

那么，什么茶饮是此时比较适合的选择呢？下面，我们为大家推荐并详细介绍一下。

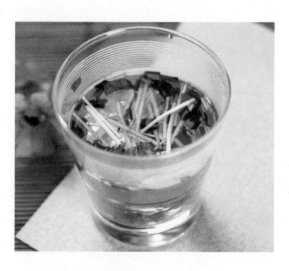

# 灯芯草竹叶茶

**材料** 灯芯草 3 克，竹叶 3 克。

**制作方法**

① 将灯芯草、竹叶置于杯中。

② 冲入开水，泡 10 分钟。

③ 代茶饮用。

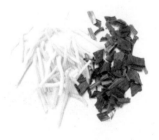

## 白露喝滋阴益气茶饮

处暑之后是白露，具体时间为每年的 9 月 7 日前后。白露的到来预示着天气转凉。"白露秋分夜，一夜冷一夜"，白露时节，暑气已消，虽然有时白天还较热，但夜间往往已凉意袭人，有一条谚语说"白露身勿露，免得着凉与泻肚"，就是提醒大家早晚要注意预防着凉，尤其是腰腹部。另外，由于此时气候干燥，人们还容易患过敏、呼吸系统、胃肠道等方面的疾病。所以，对于大家来说，白露节气的养生重点就是"润秋燥，除积寒"。

此时，我们应适当多摄入一些富含维生素和润肺化痰润燥、滋阴益气的食物及茶饮。食物方面可考虑芋头、山药、百合、莲子、鸽子、鸭子、梨、栗子、柚子、甘蔗、葡萄、罗汉果等。茶饮方面则可以选择天麦冬茶等为主。

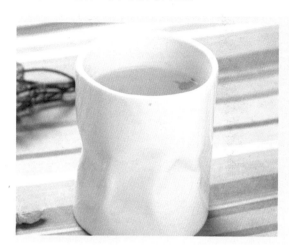

# 天麦冬茶

**材料** 天冬、麦冬各3克。

**制作方法**

① 将天冬、麦冬一起放入杯中。

② 冲入沸水冲泡10分钟。

③ 代茶饮，每日一剂。

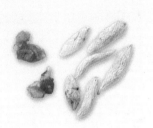

## 秋分喝调养脾胃茶饮

"斗指已为秋分，南北两半球昼夜均分，又适当秋之半，故名也。"每年9月23日前后就是秋分。它同春分一样，阳光几乎直射赤道，昼夜时间再次相等。从此之后，北半球就要开始变得昼短夜长。中医讲究"天人合一"，养生防病要根据季节变化做出相应的调整。那么，就让我们来看看，秋分到来之际养生该注意些什么。

四季的季节特点是春生、夏长、秋收、冬藏，秋季是一个"阳消阴长"的过渡阶段，尤其在秋

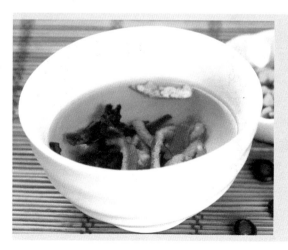

# 甘松茶

**材料** 甘松2克，陈皮3克。

**制作方法**

① 将陈皮、甘松一起放入杯中。

② 冲入沸水，泡10分钟。

③ 代茶饮即可。

分以后，秋主收的特点更为明显，阳气、阴津等都要进入收藏、收敛的状态，为冬季做准备。精神调养最主要的是培养乐观情绪，保持神志安宁，避肃杀之气，收敛神气，适应秋天平容之气。体质调养可选择登高观景之习俗，登高远眺，释放内心的情绪。调节饮食应以清润、温润为主，以润肺生津、养阴清燥。但同时注意不要过补，否则会给肠胃造成负担，以致胃肠功能失调。

这就需要我们在平日的饮食搭配上应根据食物的性质和作用合理调配，以避免机体早衰、保证机体正气旺盛。甘松茶是一款适合在秋分时节饮用，用来调节脾胃的茶饮。

## 寒露喝强身健体茶饮

每年 10 月 8 日前后便进入了寒露时节。同白露时相比，气温已经有了大幅的下降，而且地面的温度也变得更低了，甚至很可能会成为冻露。所以民谚中有"露水先白而后寒"的说法。

寒露是热与冷交替的季节的开始，在这段时间里，我们应该注意什么呢？

中医学在四时养生中强调"春夏养阳，秋冬养阴"。因此，寒露时节必须注意保养体内之阳气。当气候变冷时，正是人体阳气收敛，阴精潜藏于内之时，故应以保养阴精为主，也就时说，秋露时节养生不能离开"养收"这一原则。

同时，寒露时节燥邪之气易侵犯人体而耗伤肺之阴精，如果调养不当，人体会出现咽干、鼻燥、皮肤干燥等一系列的秋燥症状。因此暮秋时节的饮食调养应以滋阴润燥（肺）、强身健体为宜。

为了顺应寒露时节的节气，我们专门为大家推荐一款针对此时的强身健体茶饮。

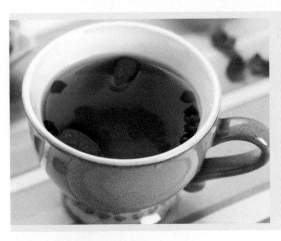

# 五味子红枣茶

材料 五味子 3 克，红枣 3 枚，冰糖适量。

### 制作方法

1. 将五味子、红枣放入杯中。
2. 冲入沸水，泡 10 ~ 15 分钟。
3. 代茶饮用。

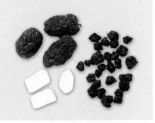

## 霜降喝滋肺润肺茶饮

霜降是秋季的最后一个节气，时间在每年 10 月 23 日前后，是秋季到冬季的过渡节气。晚上地面散热很多，温度骤然下降到 0℃ 以下，空气中的水蒸气在地面或植物上直接凝结形成细微的冰针，有的成为六角形的霜花，色白且结构疏松。

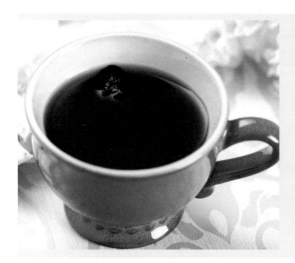

# 黄精冰糖茶

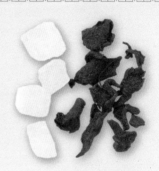

**材料** 黄精2克，冰糖适量。

**制作方法**

① 将黄精、冰糖放入杯中。

② 冲入开水泡10分钟。

③ 代茶饮用。

中医认为，霜降之时乃深秋之季，在五行中属金，五时中（春、夏、长夏、秋、冬）为秋，在人体五脏中（肝、心、脾、肺、肾）属肺。若要进行养生保健的话，最好在四季五补（春要升补、夏要清补、长夏要淡补、秋要平补、冬要温补）中选择平补，并对饮食中食物的性味、归经等加以区别。

同时，由于秋季气候干燥，人体肺部极易因为干燥引起不适、病变，所以霜降时节也是容易反复咳嗽、慢性支气管炎复发或加重的时期。对此，大家可以选择多吃具有生津润燥、宣肺止咳作用的食物，如生梨、苹果、橄榄等，或者可以饮用一些养肺润肺的茶品。黄精冰糖茶就是不错的选择。

## 秋季饮茶注意事项

第一，秋茶是农药残留相对较多的茶叶，对于新上市的秋茶，消费者最好是在泡了两个小时之后就换新的茶叶，并且不要嚼吃茶叶，这样可以最大限度地减少茶叶中的农药残留对身体的影响。

第二，偏瘦的人在秋天要远离浓茶，应多喝菊花茶。由于瘦人容易阴亏、上火，对胖人来说比较舒服的秋天，对瘦人来说却更容易内热、上火，更容易感到口干舌燥甚至咽喉肿痛等，而茶里的茶碱有利尿作用，喝浓茶会加快人体水分流失，因此加重瘦人的内热、上火症状。

第三，秋季宜喝青茶。青茶又称乌龙茶，性味介于绿、红茶之间，不寒不热，既能消除体内余热，又能恢复津液。可用绿、红茶混合一起饮用，取其两种功效。

# 第四节　冬季养生茶饮

冬季气候寒冷，寒气凝滞收引，易导致人体气机、血运不畅，易引发各种疾病，危害人体的健康。如果在寒冷的冬季能够时常的饮上几杯热茶，不仅可以驱寒取暖，对身体亦是一种好的保养方式。那么冬季有哪些茶是我们不能错过的呢？

## 立冬喝补充热量茶饮

立冬节气，在每年的11月7日或8日，古时民间习惯以立冬为冬季开始。立冬之后，草木凋零，蛰虫休眠，万物活动趋向休止。人类虽没有冬眠之说，但民间却有立冬补冬的习俗。那么，在这段时间里，我们应该注意什么，又该有选择地摄取哪些饮食来保养自己呢？

医学上认为立冬进补能提高人体的免疫功能，不但使畏寒的现象得到改善，还能调节体内的物质代谢，使能量最大限度地贮存于体内，为来年的身体健康打好基础，在四季五补的相互关系上，此时应以温补，即补充热量为原则。

立冬时节温补，要少摄入生冷之物，但也不宜燥热，有的放矢地摄入一些滋阴潜阳，热量较高的膳食为宜。此时，饮茶也是一种不错的养生方式。以下便是一款适合在立冬时节饮用的茶品。

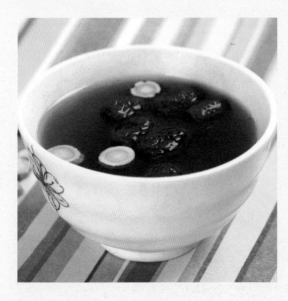

# 黄芪红枣茶

**材料** 黄芪2克，红枣3枚，白糖适量。

**制作方法**

① 将黄芪、红枣放入杯中。

② 冲入沸水泡10分钟。

③ 加入白糖调匀，代茶饮用。

④ 也可将以上茶材按比例放入锅中煮30分钟，去汤饮用。

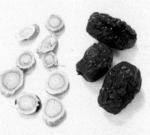

## 小雪喝缓解心理压力茶饮

二十四节气的"小雪",大致是每年11月22日前后太阳到达黄经240度时开始的。它是寒冷开始的标志,一般在中原地区已开始下雪了,而在我们南方地区则已是明显的深秋时分,秋风瑟瑟、秋雨阵阵了。"小雪"是反映天气现象的节令。雪小,地面上又无积雪,这正是"小雪"这个节气的原本之意。古籍《群芳谱》中说:"小雪气寒而将雪矣,地寒未甚而雪未大也。"这就是说,到"小雪"节气,由于天气寒冷降水形式由雨变为雪,但此时由于"地寒未甚"故雪下得次数少,雪量还不大,所以称为小雪。因此,小雪表示降雪的起始时间和程度,小雪和雨水、谷雨等节气一样,都是直接反映降水的节气。

小雪节气中,天气时常是阴冷晦暗,此时人们的心情也会受其影响,特别容易引发抑郁症。此症的发生多由内心压力过大所致,人们在日常生活中时常会出现情绪变化,这种变化是对客观外界事物的不同反映,属正常的精神活动,也是人体正常的生理现象,一般情况下并不会致病。只有在突然、强烈或长期持久的情志刺激下,才会影响到人体的正常生理,使脏腑气血功能发生紊乱,导致疾病的发生,正如:"怒伤肝、喜伤心、思伤脾、忧伤肺、恐伤肾"。说明,人的精神状态反映和体现了人的精神心理活动,而精神心理活动的健康与否直接影响着精神疾病的发生发展,也可以说是产生精神疾病的关键。因此,中医认为精神活动与抑郁症的关系十分密切,把抑郁症的病因归结为压力过大所致不无道理,于是调神养生对患有抑郁症的朋友就显得格外重要。

可见,小雪节气尤其需要注重抑郁症的预防。在诸多方法中,饮茶不失为一种有效的减压方式。

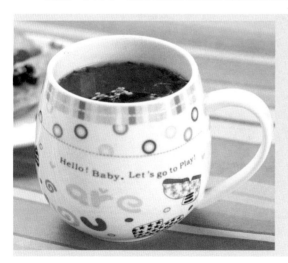

# 合欢山楂饮

**材料** 山楂3克,合欢茶3克。

### 制作方法

① 将山楂、合欢茶一同放入杯中。

② 冲入沸水泡8分钟。

③ 代茶饮用。

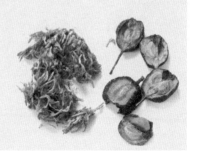

## 大雪喝预防哮喘茶饮

大雪节气,通常在每年的12月7日(也有个别年份的6日或8日)。相对于小雪,大雪时的天气更冷了。此时我国黄河流域一带渐有积雪,北方则呈现万里雪飘的迷人景观。

大雪以后，北方诸省容易出现大雾天气，由于烟雾中存在大量的细菌，容易导致呼吸道疾病尤其是哮喘的发生。通常哮喘发作前几分钟会有过敏症状，如鼻痒、眼睛痒、打喷嚏、流涕、流泪和干咳等，这些表现叫先兆症状。随后出现胸闷，胸中紧迫如重石压迫，约10分钟后出现呼气困难，这时甚至不用医生的听诊器就可以听到"哮喘音"，病人被迫端坐着，头向前伸着，双肩耸起，双手用力撑着，用力喘气。这样的发作可持续十几分钟至半小时。有时哮喘没有先兆症状即开始发作，患者常常因为呼吸极困难而窒息，会导致心力衰竭、体力不支而死亡。

哮喘不但本身不易治疗，它还会引起许多其他疾病，它可以引起自发性气胸、肺部感染、呼吸衰竭、慢性支气管炎、肺气肿、肺心病等，严重影响人们的生活质量。所以，在大雪时节，预防哮喘便成了养生保健中的重中之重。接下来，我们就为大家介绍一款可以降低哮喘发生的保健茶饮，以期让广大朋友们安度寒冷的大雪时节。

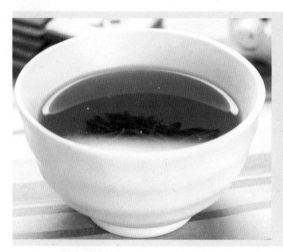

# 党参陈皮茶

**材料** 党参2克，陈皮3克，茯苓2克，冰糖适量。

**制作方法**

① 将党参、茯苓、陈皮放入杯中。

② 冲以沸水，泡约10分钟。

③ 加入冰糖调匀，代茶饮用。

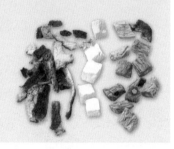

## 冬至喝滋补养生茶饮

冬至是我国二十四节气中最早制定的节气之一。冬至这天，北半球将迎来一年中白昼最短的一天。古人对冬至的说法是：阴极之至，阳气始生，日南至，日短之至，日影长之至，故曰"冬至"。在二十四节气中，冬至最受重视，人们尤其关注冬至前后的养生与保健。

从养生学角度，冬至是滋补的大好时机。这主要是因为"气始于冬至"。从冬季开始，生命活动开始由盛转衰，由动转静。此时科学养生有助于保证旺盛的精力而防早衰，达到延年益寿的目的。

而关于"补"，尽管药补与食补都属于中医进补的范畴，但有所不同。食补是应用食物的营养来预防疾病，药补主要运用补益药物来调养机体，增强机体的抗病能力。食补一般没有副作用，而且可引起药物起不到的作用，但必须根据体质情况适当进补。饮茶作为食补中的一种有效方式，在冬至前后是非常不错的滋补选择。下面，我们就为大家介绍一款针对冬至的滋补养生茶。

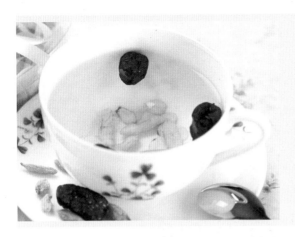

# 洋参麦冬茶

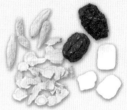

**材料** 西洋参2克，麦冬2克，红枣2枚，冰糖适量。

**制作方法**

① 将西洋参、红枣、麦冬放入杯中。

② 冲入沸水泡10分钟。

③ 加入冰糖，调匀即可。

## 小寒喝补肾壮阳茶饮

小寒是二十四节气中的第二十三个，时间大概在每年的1月5~7日之间。小寒的来临标志着一年中最冷的日子到来了。具体来说，小寒的天气特点是：天渐寒，尚未大冷。隆冬"三九"也基本上处于本节气内，因此有"小寒胜大寒"之说。而"小寒大寒，冻作一团"这句古代民间谚语，就是形容这一节气的寒冷。在此节气时，我国大部分地区已进入严寒时期，土壤冻结，河流封冻，加之北方冷空气不断南下，天气寒冷，人们也叫作"数九寒天"。

中医指出：寒属于阴邪的一种，容易损伤人体的阳气，而肾脏是人体阳气生发之处，故寒气最容易损害人的肾脏。一旦肾阳不足，人体的正常功能就会大受影响，那些易感风寒、腰膝冷痛、尿频尿多、阳痿、遗精等问题都会乘虚而入，甚至引起一系列的疾病。

所以，进入小寒这样一个寒气盛行的节气，我们养生就要以补肾壮阳为主了。更值得注意的是，在食补的同时搭配适当的茶饮，会起到更好的效果。

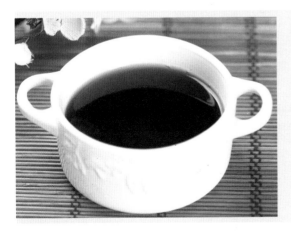

# 肉苁蓉红花茶

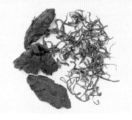

**材料** 肉苁蓉3克，红茶3克。

**制作方法**

① 将肉苁蓉、红茶放入杯中。

② 冲入沸水泡10分钟。

③ 代茶饮用。

## 大寒喝有益心血管茶饮

大寒是二十四节气中最后一个节气，时间在每年1月20日前后。大寒，是天气寒冷到极点的意思。大寒，与小寒相对，都是表征天气寒冷程度的节气，因“寒气之逆极，故谓大寒”，它是中国二十四节气最后一个节气，过了大寒，又迎来新一年的节气轮回。

由于天气寒冷，为了维持体温恒定，人体全身的血管一直处于收缩状态，以至于容易出现血管阻力增强，血流不畅等情形，并极易发生心血管疾病。因此，心血管患者要做好大寒时节的预防措施。具体来说，就需要从改变生活方式、控制好血压、合理用药等方面入手。

此外，饮用一些辅助的茶饮也是非常必要的。在众多适合大寒时节饮用的茶品中，补益麦冬茶正是不错的选择。

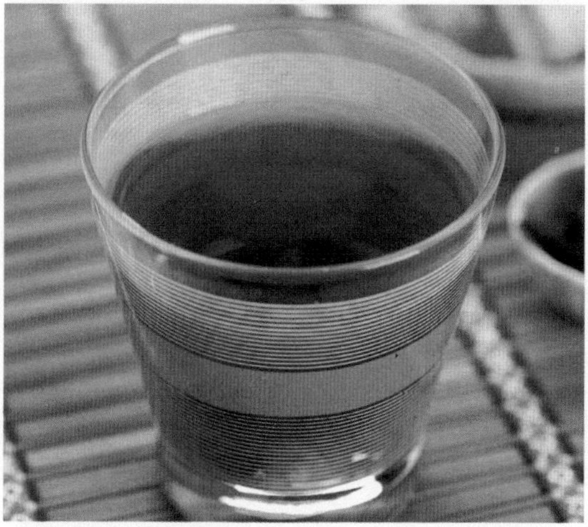

### 补益麦冬茶

**材料** 麦冬3克，生地2克。

**制作方法**

1. 将麦冬、生地放入杯中。
2. 冲入沸水泡10分钟。
3. 代茶饮服。

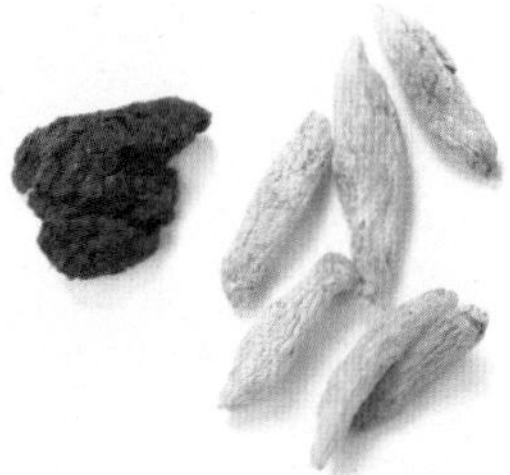

### 冬季饮茶注意事项

1. 孕妇冬季不宜喝茶。由于茶叶中含有的茶碱有兴奋作用，这对胎儿的形成和发育是有一定的影响的。而且我们常喝的大部分茶叶，大多数都是寒凉性的，这也对胎儿的发育很不利。因此要特别注意。

2. 经期不要喝茶。冬天，天气寒冷，一些女性喜欢通过喝茶来保持身体的热度，但是如果是在经期中本身失血就多，如果再喝茶的话，就会造成体内的铁流失，形成缺铁性贫血。同时，医学专家研究发现，与不喝茶者相比，有喝茶习惯者发生经期紧张症的概率要高出2~4倍。

3. 老人冬季少喝茶。每逢寒冷的冬季，对茶叶偏爱的老年人在这个时节对于茶叶的摄入量不减反增。但是，这样做是非常危险的。因为，茶叶本身寒凉，老年人到了冬季，抵抗力下降，手脚容易出现冰凉的现象，如果此时再喝上一杯茶，那只会更加重寒气，从而导致疾病的入侵。

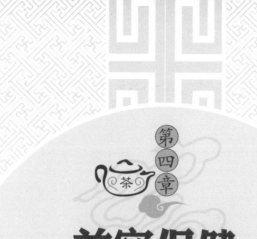

第四章
茶

# 美容保健、
# 防病祛病茶饮轻松泡

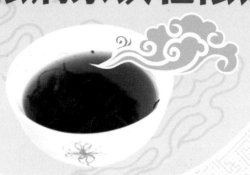

# 第一节 让青春永驻的抗衰美容茶

希望自己青春永驻是藏在无数人心中的梦想。为了能够使自己梦想成真，很多人尤其是女性朋友们开始了旷日持久的尝试，诸如使用高级化妆品，做皮肤紧致手术等等。可是，这些尝试却为他们带来了一阵阵失望，不是收效甚微，就是费用过高难以承受。那么，有没有一种简单实用而又价格适中的方式呢？答案是"有"。此时，我们不妨尝试饮用一些抗衰美容茶，通过饮茶调理自己的身体，从而实现自己抗衰美容的愿望。

## 美容养颜茶

花草茶是纯天然的绿色健康饮品，特别是近年来，都市女性掀起了一股喝花草茶美容润肤的时尚热潮。其种类繁多，功效各异。经医学研究发现，多种鲜花有淡化脸上的斑点，抑制脸上的暗疮，延缓皮肤衰老，增加皮肤弹性与光泽等美容功效。

将这类鲜花与绿色草本植物、水果等搭配成美容润肤茶饮，在色彩缤纷、香馨沁人的茶中不仅让人们享受到美容润肤的功效，而且还享受到了精神上的愉悦、轻松。

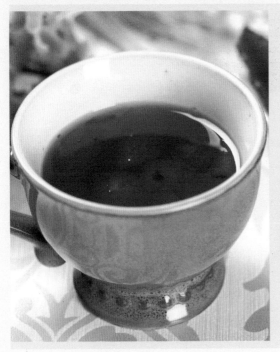

# 芦荟椰果茶

**材料** 新鲜食用芦荟约20厘米长，椰果10克，红茶包1个，冰糖适量（依个人口味酌情增减）。

### 制作方法

① 首先将新鲜食用芦荟用清水洗净，去皮取肉，然后把芦荟肉切成小丁，用清水稍冲备用。

② 将红茶包放入茶壶中，倒入400毫升的沸水冲泡约5分钟。

③ 红茶泡好后，取出茶包，将茶汁倒入干净的茶杯中，加入切好的芦荟丁和椰果，搅拌均匀，放温即可饮用。

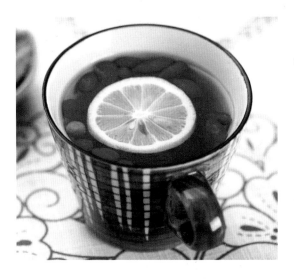

# 柠檬甘菊美白茶

材料 柠檬2片，洋甘菊4克，枸杞若干。

**制作方法**

① 首先将枸杞洗净，与洋甘菊一同放入茶杯中。

② 将400毫升的沸水倒入茶杯中，冲泡3～5分钟。

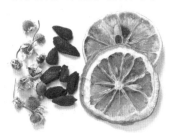

③ 待洋甘菊泡开后，加入柠檬片，放温即可饮用。

## 瘦身美体茶

纤体瘦身是当下最为时尚的话题之一，人们几乎把"瘦"定义为新的审美标准，甚至被诸多女性视为一种生活目标。于是，跟随着瘦身风潮的兴起，层出不穷的减肥产品也漫天铺盖，各式各样的减肥方法让人们眼花缭乱。其实，纯天然的花、草植物就是很好的瘦身良方，比如茉莉花、柠檬草、迷迭香等，将这些绿色健康的茶材制作成茶饮，坚持科学地服用，纤体瘦身效果尤佳。

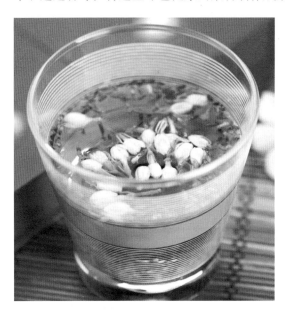

# 茉莉减肥茶

材料 干茉莉花5克，薰衣草5克，蜂蜜适量。

**制作方法**

① 首先将干茉莉花、薰衣草一同放入干净的茶杯中。

② 将500毫升的沸水倒入杯中，加盖闷泡5分钟。

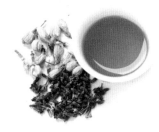

③ 待泡至花茶散发出诱人的芳香时，滤出茉莉花和薰衣草的渣，留取茶汤，然后将适量蜂蜜加入茶汤中，搅拌均匀即可饮用。

# 陈皮车前草茶

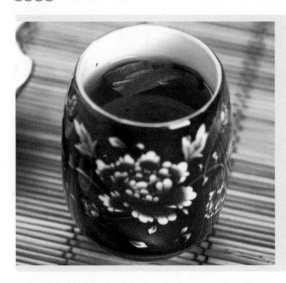

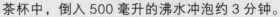

材料 陈皮4克，车前草2克，绿茶4克。

**制作方法**

① 首先将车前草洗净，沥干水分备用。

② 将陈皮、车前草、绿茶一同放入干净的茶杯中，倒入500毫升的沸水冲泡约3分钟。

③ 待茶泡好后，滤出茶渣，留取茶汤，温饮即可。

## 明目亮睛茶

如今，美瞳等品牌已经成为一些年轻人尤其是女孩子的最爱。这是因为，它们不仅可以帮助人们看到清晰的世界，更重要的是能够保持美观的外形。不过，并非每个近视者都适合佩戴这样的隐形眼镜。若想真正地做到明目亮睛，除了要注意避免视疲劳等之外，还可以选择下面的健康茶饮。

# 菊楂决明茶

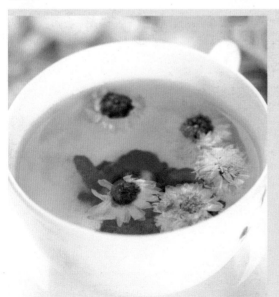

材 料 决明子5克，菊花10克，山楂10克，方糖25克。

**制作方法**

① 将准备好的菊花、山楂、决明子、方糖放入保温杯中。

② 将开水倾入装有原料的保温杯中。

③ 加盖冲泡半个小时之后，即可开盖饮用。

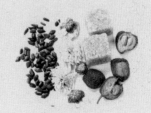

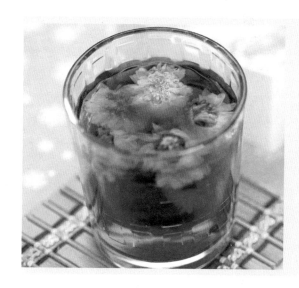

# 杭白菊红糖饮

材料 杭白菊1茶匙,红糖适量。

**制作方法**

① 将准备好的杭白菊
放入茶杯中。

② 将滚烫的沸水冲入
放有原料的杯中。

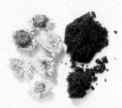

③ 加盖闷制10分钟之
后即可饮用。饮用之前,可以根据个人口味酌情
加入适量红糖。

## 抗衰防老茶饮

自古以来,抗衰老都是备受人们关注的话题。几乎每个女人都梦想自己能够"永葆青春容颜"。可是,如何才能实现这一梦想呢?实践证明,以天然的健康方式来抗衰老才是既安全又有效的。于是,抗衰防老的茶饮便在人们的保健生活中有了不可替代的一席之地。如果能够科学地选择并饮用适合自己的抗衰花草茶,远离岁月的魔手将不再是天方夜谭了。

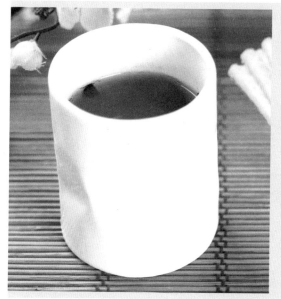

# 黄精茶

原料 黄精10克,茯苓10克,茶叶5克。

**制作方法**

① 首先将黄精、茯
苓研成如茶叶般大小
的粗末,备用。

② 然后将茶叶与磨
好的黄精、茯苓一同
放入干净的茶杯中,

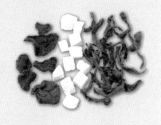

倒入500毫升的沸水,加盖冲泡10分钟,即可
饮用。

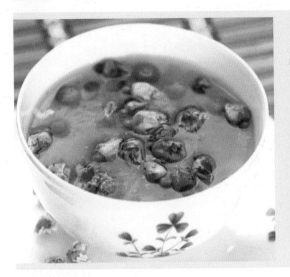

# 玫瑰甘菊茶

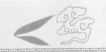

**材料** 干玫瑰花蕾 5 克，洋甘菊 3 克，蜂蜜适量。

**制作方法**

① 首先将干玫瑰花蕾与洋甘菊一同放入干净的茶杯中，倒入 400 毫升的沸水，加盖冲泡 5 分钟至散发出香气。

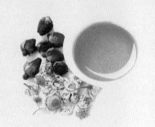

② 然后放入适量的蜂蜜调味，搅拌均匀后即可饮用。

## 保持年轻活力茶饮

有人说：活力是生命的创造力。没错，保持年轻活力的状态，不仅可以让人看起来健康乐观，而且更加美丽动人。但是，随着年龄的增长，人们总是在不知不觉中逐渐失去活力。特别是面临着生活、工作、社会等多方面的压力与挑战时，想保持年轻活力似乎变得难上加难。

为此，我们接下来为大家介绍一些可以让人充满活力、激发身体能量的花草茶饮，从而使朋友们每天都能活出轻松、快乐与健康。

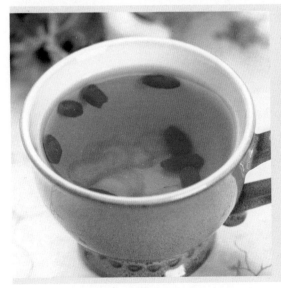

# 西洋参枸杞茶

**材料** 西洋参 5 克，枸杞 5 克。

**制作方法**

① 首先将西洋参切成薄片，枸杞洗净沥干水分。

② 然后将切片的西洋参和枸杞一同放入干净的茶杯中，倒入 300 毫升的沸水，加盖冲泡 5 分钟，待茶温后即可饮用。

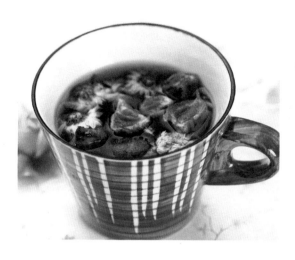

# 菊普活力茶

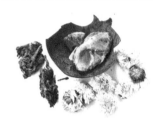

**材料** 菊花3克，罗汉果半个，普洱茶3克。

**制作方法**

① 首先将半个罗汉果与菊花、普洱茶一同放入茶杯中。

② 然后将300毫升的沸水倒入杯中，加盖闷泡10分钟，即可饮用。

## 补血益气茶

人们常说女人是由血液养起来的，此言不虚。由于时常会有特殊的生理状况出现，所以血亏经常出现在女性身上，女性也会由此常常生出疲惫不堪之感。又加之，如今的大部分女性都是有工作的职业女性，平时工作压力较大，容易出现气血不足的症状。所以，对于女性而言，补血养气就成为她们日常生活中非常重要的工作之一。

那么如何才能实现这一目标呢？除了注意食用大枣、饮用红糖水，注意调节自己的心情之外，女性们还不妨尝试饮用一些补血益气茶。下面，我们就将为广大女性朋友介绍一款补血益气茶，以便女性们能够根据自己身体的实际情况选择饮用。

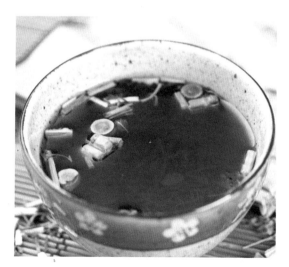

# 益母草红糖甘草茶

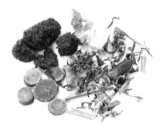

**材料** 益母草200克（鲜品400克），绿茶2克，甘草3克，红糖25克。

**制作方法**

① 将益母草、绿茶、甘草放入锅中，加水600毫升，煮沸。

② 5分钟后取汁，即可饮用。（一剂分3次温饮，每日1剂。）

# 第二节 不同人群的养生保健茶

随着社会的不断发展，人们的物质和精神生活也变得更加丰富多彩起来。对于很多人来说，生活有了更多的选择。但与此同时，更多的问题也随之出现或凸现出来。而在众多出现或凸显的问题当中又以养生保健问题最为引人注目。如何才能让不同的人群实现各自的保健目的呢？时下颇为流行的养生保健茶为大家提供了一个崭新的思路。

## 银发族的长寿茶

人们常用早上八九点钟的太阳来形容朝气蓬勃的青年，而用日薄西山来描述垂垂老矣的老人。衰老是不可避免的自然规律。我们任何人都不能躲过岁月的刻刀。当老年向我们姗姗走来时，我们心中会生出一种莫名的恐惧。因为我们的身体会变得衰弱，动作会变得僵硬，皮肤会变得松弛，各种疾病会成为拜访我们的常客。如何才能提升自身的阳气，减少衰老带来的病痛呢？这时，老年朋友们不妨试试菖蒲茉莉茶。

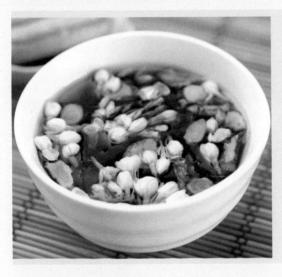

# 菖蒲茉莉茶

材料 石菖蒲、茉莉花各6克，乌龙茶10克。

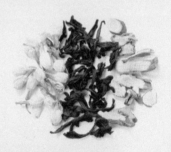

**制作方法**

① 将准备好的石菖蒲、茉莉花及乌龙茶放入茶杯中。

② 向装有原料的茶杯中倾入沸水。

③ 加盖静置10分钟之后即可开盖饮用。

## 孕妈妈的安胎茶

众所周知，孕妈妈就是指那些怀孕了、准备当妈妈的女人。说得专业些，她们就是即将分娩的女人。即将生下爱情的结晶让这些女性朋友心中充满了喜悦之情。不过，在此还要提醒她们需要格外小心照顾自己的身体。因为在怀孕期间，孕妇体内会分泌大量的黄体素来稳定子宫，减少子宫平滑肌的收缩，但同时也会影响胃肠道平滑肌的蠕动，造成营养不良，造成反胃、呕酸水等现象。同时，孕妇还会出现水肿的现象。如想保胎，可选择桑寄生、莲子、艾叶、南瓜蒂等茶材是很好的选择。

下面，我们就以莲子茶材为主，为处于妊娠时期的孕妈妈们推荐一款健康保健茶饮，希望大家可以根据自身的需要有所选择，从而实现母子健康平安。

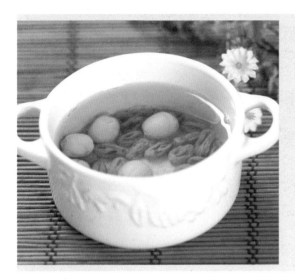

# 莲子葡萄茶

**材料** 莲子90克，葡萄干30克。

**制作方法**

① 将莲子去皮后用水洗净。

② 与葡萄干一同加水800毫升煎煮，至莲子熟透即可。

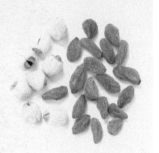

## 老师的润眼茶

说得神圣些，教师是"太阳底下最光辉的职业""人类灵魂的工程师"，是春蚕，是蜡烛。说得实在些，教师是受过专门教育和训练，在学校中向学生传递人类科学文化知识和技能，发展学生的体质，对学生进行思想道德教育，培养学生高尚的审美情趣，把受教育者培养成社会需要的人才的专业人员。也正是由于职业的特殊性，很多疾病也是不断地困扰着他们。

首先，教师常需在黑板上书写、绘图进行讲解，在消磨了数以万计粉笔的同时，鼻孔也不可避免地吸入了大量的粉笔灰，鼻炎就这样悄悄来到身边。

其次，由于工作性质关系，用嗓过度、发声不当引起声带息肉、声带小结所致声音嘶哑是教师的现代职业病。

再次，教师工作压力大，事务性工作多，不少教师临睡前还在备课，考虑近期工作，因此有睡眠问题的教师就特别多。而长期睡眠不足，大脑得不到足够休息，还会出现头疼、头晕、记忆力衰退、食欲不振、抑郁等现象。

最后，教师需要长时间伏案低头工作，姿势又持续固定不变，因此易犯肩颈痛。此外，长期面对电脑，近距离用眼，几乎是当下教师的通病。

毫无疑问，上述职业病很容易为教师们带来诸多严重疾病的隐患。为此，我们将为广大老师们推荐一款养生保健茶饮，兼顾日常保健与防病祛病双重目的。

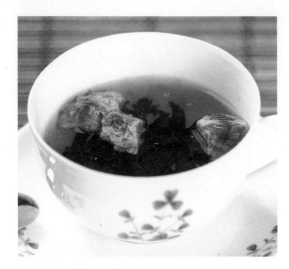

# 观音罗汉茶

**材料** 铁观音 2.5 克，罗汉果半颗。

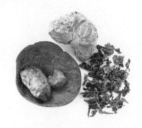

### 制作方法

① 将罗汉果洗净后拍烂切碎，加水后用慢火煲约 1 小时。

② 铁观音用滚水迅速洗茶，将水倒掉。

③ 用罗汉果水泡铁观音茶，约 2 分钟后即可饮用。

## 学生的健脑茶

众所周知，很多上班族都饱受职业病的侵袭。而如今，学生也逐渐出现了"职业病"的倾向。其中，视疲劳和注意力不集中是最为常见的。

现在的学生，大都会因为课业的压力在学校学习任务非常繁重，有的回到家还会经常看各类书籍或是使用电脑而又造成一定的视疲劳。于是，很多学生都戴上了近视眼镜。据一项权威调查显示，有些中学的学生近视率已经超过了 70%。除此以外，由于学业的压力以及正处于青春期的发育早期，很多少年儿童还会出现注意力不集中，甚至出现少年白发等问题。

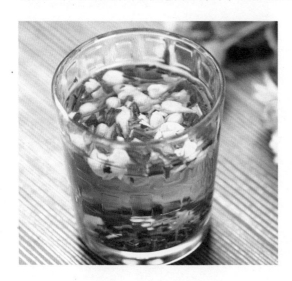

# 茉莉醒脑茶

**材料** 茉莉花 15 克，薄荷 10 克，肉桂 7 克，蜂蜜适量。

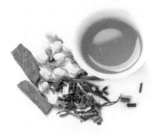

### 制作方法

① 将茉莉花，薄荷，肉桂用水过滤。

② 用 450 毫升热开水冲泡 15 分钟。

③ 倒入茶杯，加适量蜂蜜调味饮用。

对此，建议孩子们常喝一些保健茶饮。它们既能在一定程度上减轻孩子的疲劳，保护视力，还有利于孩子的健康成长。通常，适用于少年儿童的茶材有甘菊花、茉莉花、薄荷等，其中，茉莉醒脑茶就是一款不错的茶饮选择。

## 吸烟族的健康茶饮

吸烟有害健康，吸烟容易致癌是众所周知的常识。但对于广大吸烟族而言，吸烟就像是伴侣一样不可或缺。那么如何才能保证广大吸烟族的身体健康呢？一些健康专家建议可以选择茶饮。这一建议得到了很多吸烟者的赞同。

许多吸烟者认为，喝茶时吸烟，会别有一种味道：烟会更香浓，茶会更甘口，这是不无道理的。因为茶饮中的茶多酚能抑制自由基的释放，控制癌细胞的增殖。它进入人体后能与癌物质结合，降低癌物质的活性，抑制致癌细胞生长，从而可以抑制由于吸烟引起的肿瘤的发生。我们知道，经常补充一定剂量的维生素 C 可避免吸烟所带来的危害，而绿茶等就含有非常丰富的维生素 C。所以，吸烟者饮茶不仅可以适当补充由于吸烟造成的维生素 C 的不足，还可以保持人体内产生和消除自由基的动态平衡，提高人体的免疫力。

既然饮茶对吸烟者是一剂非常好的良药。那么具体都有哪些茶适合他们呢？在茶材方面，麦冬、百合、胖大海、灵芝等都是非常好的选择。至于具体茶饮，这里推荐一款麦参清肺茶。

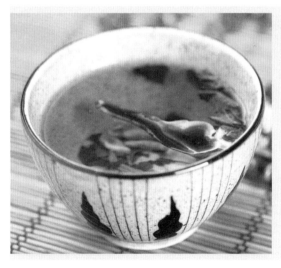

# 麦参清肺茶

材 料 麦冬、太子参、百合、灵芝、桑叶各 1 克。

**制作方法**

❶ 将锅内加入适量水，煮沸。

❷ 将上述原料用沸水冲泡，即可。

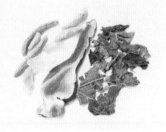

## 体力劳动者的健康茶饮

一般来说，体力劳动者多以肌肉、骨骼的活动为主，他们能量消耗多，需氧量高，物质代谢旺盛。他们的健康与劳动条件和劳动环境有着密切的关系。很多时候，不同的体力劳动者在进行生产劳动时，身体都需保持一定体位，采取某个固定姿势或重复单一的动作，局部筋骨肌肉长时间地处于紧张状态，负担沉重，久而久之可引起劳损。故《素问·宣明五气篇》有"久视伤血、久卧伤气、久坐伤肉、久立伤骨、久行伤筋，是调五劳所伤"之论。另外，由于体力劳动者往往大汗淋漓，体内容易缺乏维生素、氧和钠等，造成营养比例失调。还有可能接触一些有害物质，如化学毒物、有害粉尘以及高温高湿等。

因此，体力劳动者应该为自己安排合理的膳食，并多吃些新鲜蔬菜和水果，以及咸蛋、咸小菜、盐汽水等。此外，茶饮也是必不可少的选择。有利于体力劳动者的健康茶饮药材有枸杞、干菊花、胡萝卜等，下面一款茶饮就是非常不错的选择。

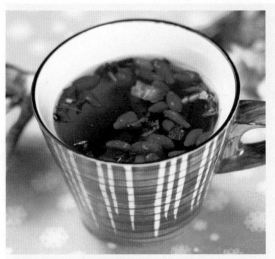

# 强力补心茶

材料 仙鹤草、枸杞子各10克，刺五加根茎15克，红茶3克。

**制作方法**

① 将刺五加根茎切碎备用。

② 将备用的刺五加根茎与其余三味原料一同放入锅中。

③ 向锅中加入适量清水，煎煮之后即可饮用。

## 应酬族的健康茶饮

在职场，应酬不可挡。临近过节过年，单位聚餐、酬谢客户、亲朋相聚，赶场吃饭是常见的事。但觥筹交错之间，几顿大餐下来，不少人的健康就出了问题。于是混乱的作息时间，暴饮暴食，饮酒过度就缠绕着现代人。再加上平时日常工作中坐多动少，以致不少应酬族都出现了消化不良、高血压、肥胖以及失眠等症状，严重者甚至还患上了胃出血、酒精性胃病、酒精肝、糖尿病等危险的疾病。因此如何在保证正常的社交应酬的基础上找到一种健康的生活方式，就成了很多应酬族需要思考的问题。

当然，平时尽量减少一些不必要的应酬，调整我们的休息时间，控制高热量食物的摄入，减少吸烟喝酒，尽量多做些运动都是非常必要的。不过，除此之外，应酬族们还可以通过喝茶这种简单的方式来实现自己健康养生的目的。以下便是一款特别适用于应酬族饮用的健康茶饮。

# 洋甘菊茶

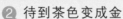

材料 洋甘菊 3 ~ 5 克，蜂蜜适量。

**制作方法**

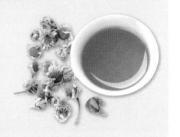

❶ 将干燥的洋甘菊放入茶杯中，倒入开水后闷泡 10 分钟。

❷ 待到茶色变成金黄色后再酌加适量蜂蜜或冰糖，代茶饮用。

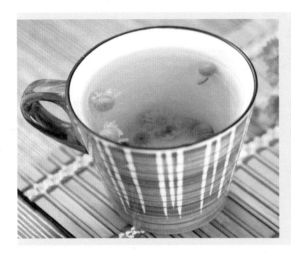

## 亚健康人群的健康茶饮

随意社会的发展，科技的进步，生活节奏的加快，文化、物质生活的丰富以及情感的变化等诸多因素，亚健康状态已困扰着社会各阶层的不同年龄的人们。

科学地讲，亚健康是一种临界状态，界于健康与疾病之间的状态，故又有"次健康""第三状态""中间状态""游移状态""灰色状态"等称谓。处于这一状态的人，虽然没有明确的疾病，但却出现精神活力和适应能力的下降，如果这种状态不能得到及时的纠正，非常容易引起身心疾病。例如，心理障碍、胃肠道疾病、高血压、冠心病、癌症、性功能下降、倦怠、注意力不集中、心情烦躁、失眠、消化功能不好、食欲不振、腹胀、心慌、胸闷、便秘、腹泻、感觉很疲惫，甚至有欲死的感觉等。

那么如何才能从亚健康状态步入健康状态呢？下面这款保健养生茶就可以给你明确的答案。

# 核桃苹果茶

材料 核桃仁 60 克，苹果 2 个，红糖适量。

**制作方法**

❶ 将苹果洗净后去皮剁碎。

❷ 与核桃仁一并放入锅中，加水适量。

❸ 先用大火煮沸，再改用小火熬煮 30 分钟。

❹ 加入适量红糖调至均匀，代茶饮用。

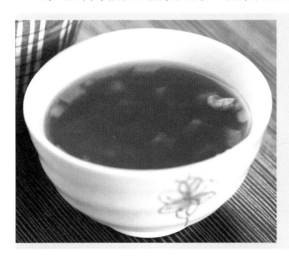

# 第三节　常见疾病的茶疗方

　　除去日常的养生保健之外，茶还是人们防治疾病过程中的好帮手。小到普通的伤风感冒，大到严重的高血压、冠心病，都可以在茶的国度中寻找到阻止疾患发生的克星。有了茶的帮助，很多深受药物治疗之苦的患者便有了一种很好的辅助或替代手法。

## 防治感冒的茶疗验方

　　感冒是人们生活中最常见的呼吸系统疾病之一。它虽然不是大病，但往往给人们带来不少烦恼。比如，感冒会引起头疼、浑身乏力等症状，让人们无法正常地工作、生活等。所以，了解感冒发生的原因，并尽快治好它便成为很多感冒者最强烈的追求。

　　感冒是由呼吸道病毒引起的，其中以冠状病毒和鼻病毒为主要致病病毒，临床表现为鼻塞、咳嗽、头痛、恶寒发热、全身不适等症状。在中医学中，感冒是因外邪侵袭人体所引起的，有伤风（普通感冒）和流行感冒之分。

　　普通感冒多发于初冬，但任何季节，如春天、夏天也可发生，不同季节的感冒的致病病毒并非完全一样。流行性感冒，全年均可发病，尤以春季多见。

　　治疗感冒的药物很多，其中中药因为具有副作用小、疗效好的特点，备受人们的青睐。中医根据病因将感冒分为风寒型感冒、风热型感冒、暑湿型感冒和时行感冒（流行性感冒）4 种类型，并根据不同的类型选用不同的药物，使治疗更具有针对性。茶疗是中医疗法中一个简便、可行的方法，下面我们介绍一种针对不同类型感冒的药草茶。

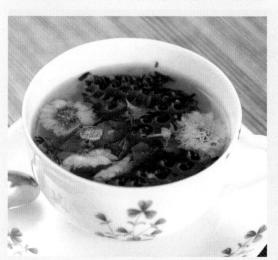

# 桑菊茶

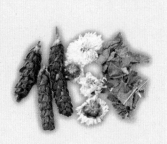

材料 桑叶 3 克，菊花 3 克，薄荷 3 克，芦根 3 克，连翘 3 克，绿茶 3 克。

**制作方法**

❶ 将上述材料一同放入茶杯中，加入沸水，并加盖冲泡。

❷ 冲泡约 10 分钟后便可饮用。

## 防治哮喘的茶疗验方

哮喘是支气管哮喘的简称，是机体对抗原性或非抗原性刺激引起的一种气管、支气管反应过度的疾病，是一种发作性的痰鸣气喘疾病。哮喘的临床表现为气急、咳嗽、咳痰、呼吸困难、肺内可听到哮鸣音等症状，严重者会出现面色发紫、静脉怒张、冷汗不止等症状。

导致哮喘病出现的原因众多，其中以患者自身体质与所处环境为最主要的治病原因。所谓体质主要是指患者自身的免疫力、内分泌和健康状况等，而环境因素包括各种变应原、刺激性气体、病毒感染、居住的地区、居室的条件、职业因素等，环境质量差是导致哮喘的重要原因。

哮喘严重影响着人们的生活，呼吸不畅等病症让患者很难正常生活，早日摆脱哮喘的困扰是很多患者梦寐以求的事情。但是，哮喘是一种慢性疾病，不是一时半会就能治愈的，需要在日常生活中进行调理。这里为大家介绍一种可以治疗哮喘的药草茶方。

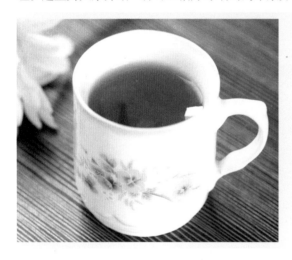

# 橘红茶

**材料** 橘红5克，茯苓5克，生姜5克。

**制作方法**

① 将上述材料切碎，一起放入保温瓶中。

② 用沸水冲泡，15分钟即可。

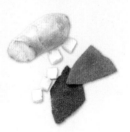

## 防治高血压的茶疗验方

高血压是世界最常见的心血管疾病之一。它发病率高，具有遗传的特点，而且会引发各种并发症，严重威胁着人们的身体健康和生命安全。

高血压发病的原因很多，可分为遗传和环境两个方面。研究表明大约半数高血压患者有家族史，此外空气中缺乏负离子也是导致高血压产生的一个重要的原因。从中医学角度来看，高血压病是由于机体阴阳平衡失调产生的结果。

此外，据一项相关调查发现，精神紧张者易患高血压病。从事驾驶员、证券经纪人、售票员、会计等行业的人群，是高血压病的高发群体。高血压病在早期通常表现为头痛、头晕、耳鸣、心悸、眼花、注意力不集中、记忆力减退、手脚麻木、疲乏无力、易烦躁等症状；后期血压常持续在较高水平，会出现脑、心、肾等器官受损的并发症。

若想对高血压进行有效的防治，除了要经常进行血压测试、体育锻炼外，还可以通过中医疗法中的茶疗来减少患高血压的概率。据医学研究发现，喝茶可以减少高血压发生的机会，每天喝绿茶或乌龙茶120毫升以上，持续超过一年，发生高血压的概率就比不喝茶的人减少四成以上。以下便是一款对于高血压的防治有较好效果的药草茶。

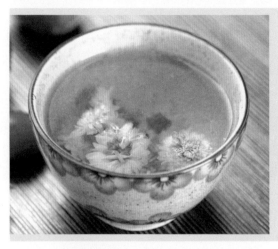

# 菊花龙井茶

**材料** 菊花15克，龙井茶5克。

**制作方法**

① 将菊花、龙井茶一同放入茶壶内，用沸水冲泡。

② 将壶盖盖严，冲泡10分钟即可。

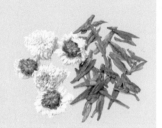

## 防治冠心病的茶疗验方

人们通常认为，冠心病是老年人的常见病。但是，据最近的调查显示，现在35岁以下的青年人群患冠心病的比例在不断上升，较小的患者只有20岁。专家认为，冠心病的发病年龄年轻化的趋势与人们生活节奏加快、精神压力大、学业紧张等因素有很大关系。

冠心病是冠状动脉性心脏病的简称，指由于脂质代谢不正常，血液中的脂质沉着在原本光滑的

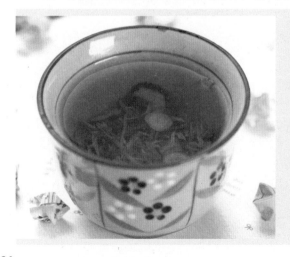

# 丹参绿茶

**材料** 丹参9克，绿茶3克。

**制作方法**

① 将丹参、绿茶一起放入茶壶内，用沸水冲泡。

② 盖紧壶盖，冲泡30分钟后便可饮用。

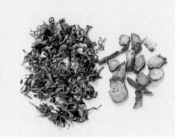

动脉内膜上，在动脉内膜一些类似粥样的脂类物质堆积而成白色斑块，称为动脉粥样硬化病变。这些斑块渐渐增多造成动脉腔狭窄，使血流受阻，导致心脏缺血，产生心绞痛。

冠心病作为一种高危险、突发性强的疾病，严重威胁着人们的生命安全，防治起来困难重重。很多患者常会因此产生悲观情绪。其实，针对冠心病的防治并非没有可能，茶疗就是其中的方式之一。其中丹参绿茶在防治冠心病中效果就比较好。

## 防治糖尿病的茶疗药方

糖尿病像杀手一样伤害着很多人的生命，据统计，我国目前的糖尿病患者有 2000 万 ~ 3000 万之多。患了糖尿病之后，人们时常会觉得口干想喝水，因多尿而半夜多次醒来；尽管已吃了不少食物仍觉饥饿，体重减轻、嗜睡等情形。

然而，上述情形并非糖尿病带来痛苦的全部。它的可怕还在于一旦控制不好会引发肾病、精神障碍及视网膜症等并发症，导致肾、眼、足等部位的衰竭病变，且无法治愈。针对此种情形，糖尿病专家指出，如果患者能够积极进行自我调节，正确运用好包括饮食、运动、降糖药物在内的综合疗法，并进行终生性治疗，绝大多数患者可以如正常人一样生活、工作、颐养天年。因此，糖尿病患者应该积极学习自我保健知识。

茶疗是糖尿病患者进行自我调节的一个不错的选择。口渴是糖尿病患者的一大症状，尤其是炎炎夏日，更觉口渴难耐。因此，采用茶疗的方法不仅可以解渴，又能对糖尿病起到治疗作用。下面是一种辅助治疗糖尿病的药草茶方。

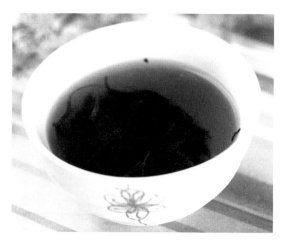

# 黄精玉米须茶

**材料** 黄精 10 克，玉米须 10 克，绿茶 5 克。

**制作方法**

① 将上述材料放入砂锅中，加清水煎 20 分钟。

② 将汁倒出，变温后便可饮服。

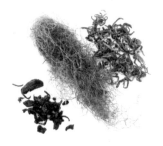

## 防治脂肪肝的茶疗药方

脂肪肝的发病率近几年在我国迅速上升，成为仅次于病毒性肝炎的第二大肝病。肥胖、过量饮酒、糖尿病是脂肪肝的三大主要病因，其多发人群通常为肥胖者、过量饮酒者、高脂饮食者、少动者、慢性肝病患者及中老年内分泌患者。一般而言，脂肪肝属可逆性疾病，早期诊断并及时治疗常可恢复正常。否则，可能引发肝硬化、肝癌、消化系统疾病、动脉粥样硬化以及心脑血管疾病等。

因此，脂肪肝患者需要积极地配合医生的治疗，并在医生的治疗下保持合理的饮食，加强运动，进行适当的保健。如今，茶疗养肝护肝是进行日常调理比较流行的新方法。中药养肝茶既可为身体补充水分，压制身体的火气上串，还可对肝脏形成保养、修护。同时，茶疗还能够调节血液的 pH 值、降低血脂、带走血管壁上的黏稠物质，对预防心脑血管疾病有很大帮助。此外，茶疗相对于其他药物还具有绿色、健康的优势。下面我们将介绍一种对防治脂肪肝有较好疗效的药草茶。

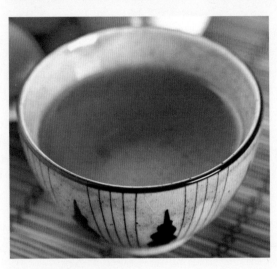

# 夏枯草丝瓜保肝茶

**材 料** 夏枯草 30 克，丝瓜络 10 克（或新鲜丝瓜 50 克），冰糖适量。

**制作方法**

❶ 将上述药材放入锅中，加水 500 毫升。

❷ 用大火煎煮，再改小火煮至约 200 毫升，去渣取汁。

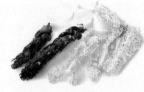

❸ 将冰糖熬化，加入药汁煮 10 ～ 15 分钟即可。

## 防治便秘的茶疗药方

人的身体就像一部机器一样，每个器官都是支持人体运作的零件，这样才保持了人体正常的新陈代谢。而便秘则使得人体正常的运作被破坏，使人体的垃圾不能顺利排出，不仅给身体带来不适，引起人们情绪的改变，使人心烦意乱、注意力涣散，影响日常生活与工作，而且还可能引发多种疾病。

便秘对人体的危害是多方面的。便秘时，排便困难可直接引起或加强肛门直肠疾患，如直肠炎、肛裂、痔等；粪便滞留，有害物质吸收可引起胃肠神经功能紊乱而致食欲不振，腹部胀满，嗳气，口苦等；因便秘而使肠内致癌物长时间不能排出而导致结肠癌，据资料表明，严重便秘者约 10% 患结肠癌。此外，便秘还可能引发心脑血管疾病、干扰大脑功能、影响皮肤健康等。

目前，已经有越来越多的人开始关注便秘的危害了。在治疗便秘的众多疗法中，中医疗法因其可以从人体内部进行根本性调理且没有副作用而广泛应用。而茶疗则是其中一个不错的选择，如枳术生地黄茶。

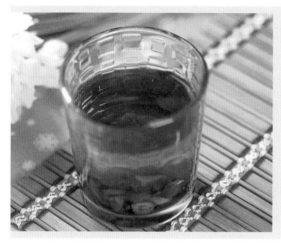

# 枳术生地黄茶

**材料** 枳实2克，炒白术3克，生地黄3克。

**制作方法**

❶ 将上述三味材料一同放入保温瓶中，用适量沸水冲泡。

❷ 盖紧瓶盖，约15分钟后便可。

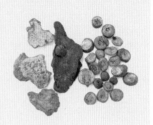

## 防治口臭的茶疗药方

口臭，亦称口腔异味，指口腔内的不良气味，是口内出气臭秽的一种症状。贪食辛辣食物或暴饮暴食、疲劳过度、感邪热、虚火郁结，或某些口腔疾病，如口腔溃疡、龋齿以及消化系统疾病都可能引起口臭。

口臭会对人们的身心都产生不好的影响。它不仅会影响自身食欲、加重口腔疾病，还与肠胃疾病有密切关系。调查表明，口臭严重者其口腔疾病的发病率比常人高出至少50倍。同时，口臭还会影响自身的心情和社交活动，心理学及生理学研究表明，清新的口气不但能够令人感觉愉快，增强自信，甚至能增强人的判断能力。

于是，防治口臭、摆脱口臭给自身带来的交际障碍和心理阴影，便成为很多患者梦寐以求的

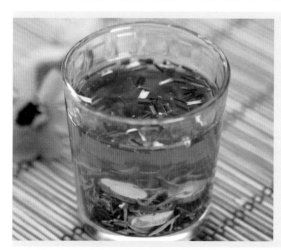

# 荷草绿茶

**材料** 薄荷15克，甘草3克，绿茶5克，蜂蜜25克。

**制作方法**

❶ 将薄荷、绿茶、甘草一起放入砂锅内，加水适量。

❷ 煮沸10分钟后，弃渣取汁。

❸ 再调入蜂蜜，搅拌均匀即可。

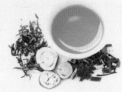

事情。如今，治疗口臭的方法众多。咀嚼口香糖就是人们常用的方法之一。但是，包含咀嚼口香糖在内的大多数方法是治标不治本，无法针对病因进行根治。

中医认为，口臭多由肺、脾、胃积热或食积不化所致。不能及时排出体外的废弃物长期在体内淤积就变成了毒素，而这些毒素就成为口臭形成的直接诱因。因此，消除口臭需要从根本上对身体进行调理，切不可急于求成用一些对肠胃刺激较大的药物。荷草绿茶便是一种能够调理脾胃、防治口臭的药草茶。

## 防治胃痛的茶疗药方

生活中，我们经常会胃痛，而且一旦胃痛起来就不想进食，坐立不安，正常的生活就受到影响。胃痛，又称胃脘痛，是指凡由于脾胃受损、气血不调所引起胃脘部疼痛的病证，是临床上常见的一个症状，多见急慢性胃炎，胃、十二指肠溃疡病，胃神经官能症，也见于胃黏膜脱垂、胃下垂、胰腺炎、胆囊炎及胆石症等病。

导致胃痛发生的原因众多，但通常可以概括为两类：一类是由于忧思恼怒，肝气失调，横逆犯胃所引起，故治法以疏肝、理气为主；一类是由脾不健运，胃失和降而导致，宜用温通、补中等法，以恢复脾胃的功能。

众所周知，胃病有"三分治七分养"的说法。所以，自身调理在防治胃痛以及其他胃病的过程中起着非常重要的作用。除了在生活中要养成良好的生活习惯，保持心情愉快之外，我们还可以通过选择茶疗的方式来使脾胃康健，保证胃功能健全，这样才能有一个健康的身体和愉悦的生活。菖蒲和胃茶便是一种能够有效地保护脾胃、治疗胃痛的药草茶方。

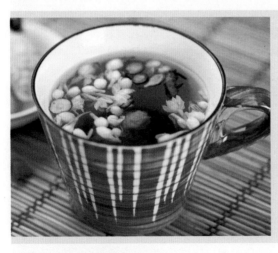

# 菖蒲和胃茶

材料 石菖蒲 10 克，茉莉花 3 克，绿茶 3 克。

### 制作方法

① 将上述材料研成末状，放入保温瓶中。

② 用沸水冲泡，盖紧瓶盖。

③ 约 15 分钟后即可饮用。

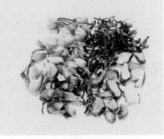

## 防治失眠的茶疗药方

"失眠"这个词对我们都不陌生，很多人都经历过失眠。在日常生活中，我们会因为一些精神因素而失眠，比如说思想的冲突、工作的紧张、学习的困难、希望的幻灭、亲人的离别等一些消极因素，或是成功的喜悦等积极因素，都可能带来不眠之夜。

其实，失眠并不只是单纯的难以入睡，它还包括一些其他的症状，比如说不能熟睡，早醒，醒后无法再入睡，频频从噩梦中惊醒，容易被惊醒，对声音或灯光敏感等。造成失眠的原因有很多，主要包括环境的变化、不良的生活习惯、身体的不适以及精神的兴奋、情绪不稳定等。

失眠不仅会给人们带来很多烦恼，还会对人体产生不好的影响。于是，如何摆脱失眠便成为越来越多的人关心的问题。中医学历来重视睡眠科学，有"不觅仙方觅睡方"之说，认为人体休息关键在于睡眠质量。针对失眠也有许多方法，龙眼洋参茶就是一种防治失眠的药草茶方。

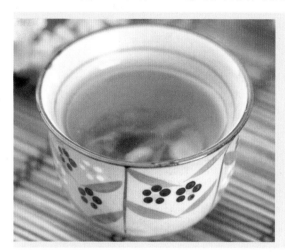

# 龙眼洋参茶

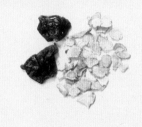

**材料** 龙眼肉30克，西洋参6克，白糖适量。

**制作方法**

① 将西洋参浸润切片，龙眼肉去杂质洗净，放入盆中。

② 加入白糖，再加水适量，上锅蒸40分钟，将汁取出即可。

## 防治月经不调的茶疗药方

月经不调是一种常见的妇科疾病，经常为很多女性朋友带来困扰。患有月经不调的女性常会出现以下症状：一是不规则的子宫出血，包括月经过多或持续时间过长和月经过少，经量及经期均少；二是功能性子宫出血，内外生殖器无明显器质性病变，而由内分泌调节系统失调所引起的子宫异常出血，常见于青春期和更年期。此外还包括绝经后阴道出血和闭经。

长时间的月经不调会对身体造成很多危害。首先，月经不调会引起头晕、乏力、心悸等症状，引起皮肤出现色斑、毛孔粗大、粗糙、提前衰老等，不但影响美观，还影响身体健康；其次，如果长时间月经过多，会导致失血性贫血，严重危害健康；再次，月经不调可能是由其他妇科疾病，比如说妇科炎症、子宫肌瘤等引起，如果不及时治疗可能引发不孕症。最后，月经不调还会导致其他疾病的发生，比如说月经性关节炎、月经性皮疹、月经性牙痛、月经性哮喘等疾病。

那么，如何做才能帮助女性朋友摆脱月经不调带来的苦恼呢？中医认为经水出于肾，故调理月经的根本在于补肾，通过调理使得肾气充足，精血旺盛，则月经自然通调。下面给大家介绍一种可以辅助治疗月经不调的药茶方。

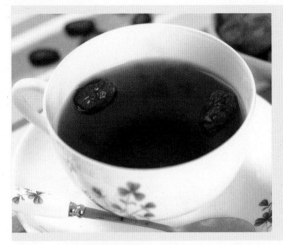

# 姜枣红糖茶

材料 生姜3克，大枣3枚，红糖6克。

**制作方法**

① 将上述三味材料一同放入砂锅中。

② 加水适量煎汤，将熬制的汁液倒出即可。

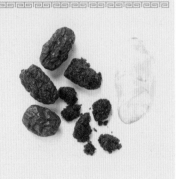

## 防治前列腺炎的茶疗药方

前列腺炎已经成为很多男人的难言之隐，甚至不少人已经达到"谈前列腺色变"的地步。之所以会出现如此情形，不仅是因为事关面子问题，更是因为此种疾病会为身体带来很多不适。比如说排尿不适，产生放射性疼痛，造成性功能障碍等。此外，慢性前列腺炎可合并神经衰弱症，表现出乏力、头晕、失眠等；长期持久的前列腺炎症甚至可引起身体的变态反应，出现结膜炎、关节炎等病变。

那么，如何才能有效治疗前列腺炎呢？中医在治疗前列腺炎方面，尤其是慢性前列腺炎方面有很多宝贵的经验，颇受广大患者的青睐。中医认为，该病的根本病因在于体内有寒积、热积、气积、血瘀等毒素存在，因此，治疗该病的关键在于排出体内毒素。茶疗是中医疗法中的重要部分，下面我们将为大家介绍一种对于防治前列腺炎有很好功效的药草茶方。

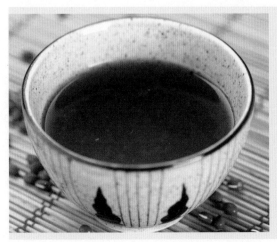

# 车前赤豆茶

材料 赤小豆60克，车前草150克。

**制作方法**

① 将赤小豆放入碗中冲泡半个小时左右，与车前草一同放入锅内。

② 加水适量煎煮，煮后去除残渣，将汁倒出即可。

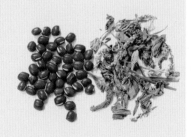

# 防治关节炎的茶疗药方

随着社会的发展，人们的生活水平也随之提高，重体力劳动者减少，但是关节炎的发病率却有增无减。调查显示，近年来关节炎患者中，从事重体力劳动的人越来越少，取而代之的是"久坐族"，即长期伏办公桌、使用电脑、开车的人群，他们逐渐成为关节炎的易患人群。

关节炎，指由炎症、感染、创伤或其他因素引起的关节炎性病变，属风湿学科疾病，它的主要特征是关节红肿、热、痛和功能障碍。通常，关节炎根据病因可分为风湿性、类风湿性、外伤性及化脓性关节炎四类。其中风湿性关节多见于成年人，常发生于膝、肩、肘、腕等大关节；类风湿性关节炎多见于青壮年，起病缓慢，常发生于手足小关节及骶髂部，并逐渐累及全身关节；骨性关节炎多见于肥胖超重的中老年人。

据统计，我国 50 岁以上人群中半数患骨关节炎；65 岁以上人群中 90% 女性和 80% 男性患骨关节炎。关节炎作为一种高发病率的疾病侵扰着很多人的生活，关节炎患者中轻者会经常关节疼痛，重者行走不便，甚至导致瘫痪。对于关节炎的治疗也有众多的方式，其中很多人比较信赖中医的推拿、按摩和中药的治疗。但是，工作忙、时间少、费用贵等原因使得很多人难以坚持做推拿、按摩。对此，我们推荐一种既简便又实用的中医疗法——茶疗。

中医对于关节炎治疗的传统理论认为"风寒湿邪，痹阻经脉，致使经脉不通，不通则痛"，所以中药治疗一般是以祛风散寒、解痉通络、活血化瘀为目的，而茶疗中就有很多这样的方子。下面是一款专门防治关节炎的药草茶。

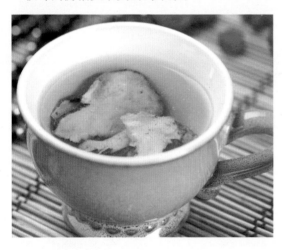

# 独活茶

材料 独活 20 克。

**制作方法**

① 将独活用水冲泡 10 分钟。

② 将冲泡好的独活放入锅中煎煮，将汁倒出即可。

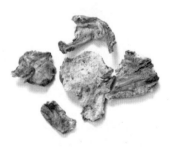

# 附录  健康茶饮图鉴

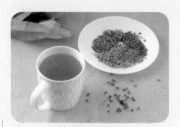
双花祛痘茶

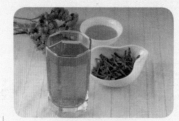
枸杞红枣丽颜茶

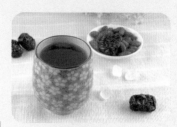
洛神花玉肤茶

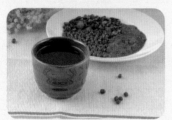
去黑眼圈美目茶

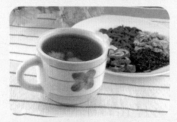
普洱山楂纤体茶

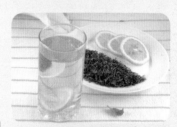
柠檬清香美白茶

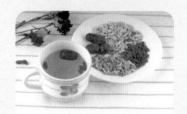
参须黄芪抗斑茶

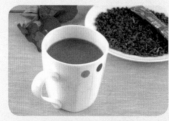
咖啡乌龙小脸茶

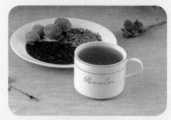
黑芝麻乌发茶

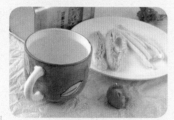
丰胸通草汤

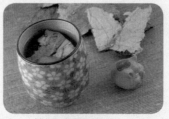
迷迭香瘦腿茶

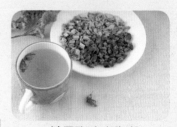
益母玫瑰丰胸茶

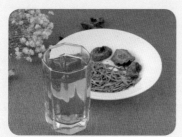

大黄强效瘦身绿茶

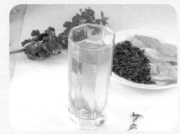

杞果清齿绿茶

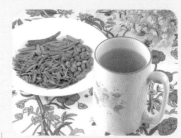

黄柏苍耳消炎茶

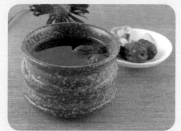

花生衣红枣补血茶

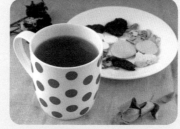

地黄山药明目茶

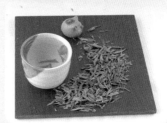

杜仲护心绿茶

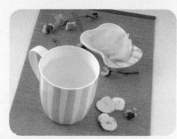

天花粉冬瓜茶

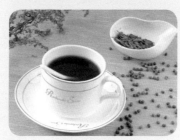

绿豆清毒茶

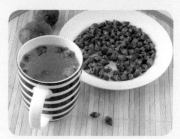

紫罗兰止咳散瘀茶

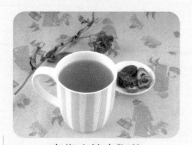

乌梅山楂去脂茶

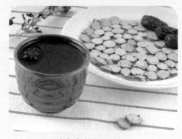

甘枣顺心茶

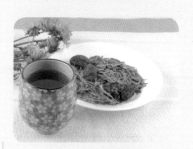

橄竹乌梅亮嗓茶

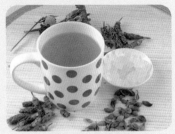

夏枯草降脂茶

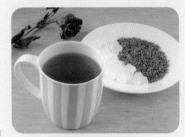

香蜂花草消胀茶

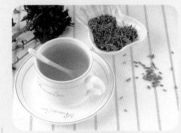

茴香薄荷消胀茶

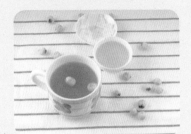

莲子冰糖止泻茶

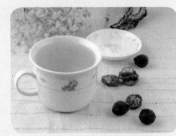

荷叶山楂清香消化茶

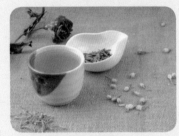

茉莉银花舒胃止吐茶

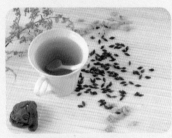

焦米党参护胃茶

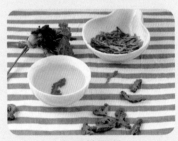

木瓜养胃茶

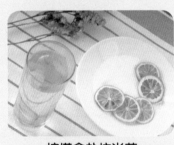

柠檬食盐抗炎茶

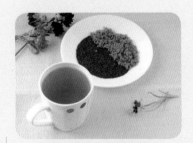

茵陈车前护肝利胆茶

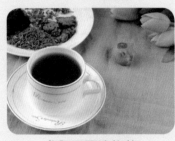

龙胆平肝清热茶

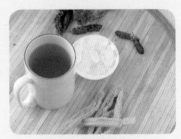

夏枯草丝瓜保肝茶

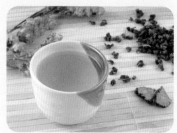

川芎乌龙活血止痛茶

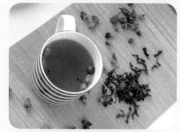

二花调经茶

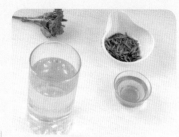

蜂蜜润肠茶

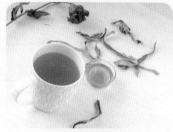

蜂蜜芦荟畅便茶

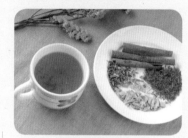

红花通经止痛茶

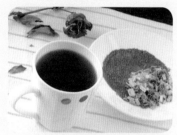

益母草红糖调经茶

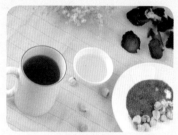

莲子益肾茶

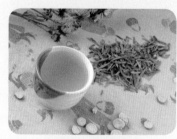

莲花甘草清腺茶

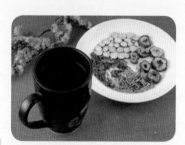

金银花栀子清热茶

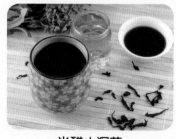

米醋止泻茶

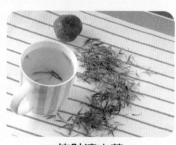

竹叶清火茶

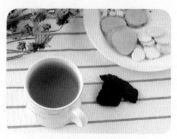

六味地黄滋肝茶